AF317185

# ÉTUDE

## SUR LES DÉCHIRURES

### DE LA VULVE ET DU PÉRINÉE

#### PENDANT L'ACCOUCHEMENT

Te 123
349

PARIS. — IMP. DE VICTOR GOUPY, RUE GARANCIÈRE, 5.

# ÉTUDE

SUR

# LES DÉCHIRURES

## DE LA VULVE ET DU PÉRINÉE

### PENDANT L'ACCOUCHEMENT

PAR

## LE Dʳ LÉON-CONSTANTIN MONTFORT

Ex-interne des hôpitaux de Nantes,
Ex-prosecteur de l'École de médecine de Nantes,
Lauréat de la même École (1ᵉʳ prix 1862, 1863, 1864, 1865),
Externe des hôpitaux de Paris,
Médaille de bronze de l'Assistance publique de Paris (1868).

PARIS

ADRIEN DELAHAYE, LIBRAIRE-ÉDITEUR

PLACE DE L'ÉCOLE DE MÉDECINE

1869

# ÉTUDES

SUR

## LES DÉCHIRURES DE LA VULVE

### ET DU PÉRINÉE

### PENDANT L'ACCOUCHEMENT.

Les déchirures de la vulve et du périnée pendant l'accouchement, sans être dans la plupart des cas une complication grave, n'en sont pas moins des accidents toujours fâcheux pour la malade et souvent aussi pour l'accoucheur lui-même. Chez les femmes, en effet, toute lésion même peu profonde des organes génitaux est une cause de tourments incessants qui peuvent finir par altérer la santé; et les dimensions plus considérables et la perte de contractilité de la vulve ont des inconvénients sur lesquels je n'ai pas besoin d'insister. Au point de vue de l'accoucheur, plus d'un a pu se voir reprocher une déchirure dont, à tort ou à raison, on lui faisait porter la responsabilité. Ces raisons me paraissent suffisantes pour donner de l'intérêt à l'étude que j'entreprends. — Velpeau, dans son traité d'accouchements, dit que « s'il n'est pas en notre puissance d'empêcher la femme de souffrir, il est au moins de notre devoir de conserver la forme naturelle de ses organes, autant que la chose est possible. » Nous croyons que l'on peut presque toujours empêcher la déchirure, et qu'il est facile d'y remédier quand elle s'est produite. — Dans presque tous les traités d'accouchements, on trouve un chapitre sur les déchirures du périnée, et dans ce chapitre sont notées avec soin les déchirures les plus profondes, celles par exemple qui réunissent la vulve et l'anus. Mais indépendamment de ces cas, on observe fréquemment des éraillures, des érosions plus ou moins superficielles qui sont quelquefois à peine mentionnées. Et pourtant, comme ce sont elles qu'on rencontre le plus souvent dans la pratique, il est bon que le médecin qui n'a pas pu ou n'a pas su les prévenir sache au moins les reconnaître et les guérir. Ces lésions, je ne crains pas de le dire, passent souvent inaperçues quand l'attention n'a pas été spécialement attirée sur ce point. On met sur le compte de l'âcreté des lochies, de la contusion des parties, etc..., certaines sensations de cuisson, de douleur même éprouvées par la malade, et qui sont dues à de petites plaies, quelquefois cachées dans les replis de la vulve, et qu'on ne voit qu'en écartant les grandes lèvres. Les femmes elles-mêmes ne s'en plaignent pas toujours. Elles attribuent à l'accouchement les douleurs qu'elles ressentent, et croient qu'il ne doit pas en être autrement. La connaissance de ces lésions, permettant de les surveiller pendant leur cicatrisation, pourra mettre le médecin à même de s'opposer à des réunions vicieuses ou incomplètes, ou bien, ce qui est plus important, à ce qu'elles ne deviennent le point de départ d'accidents plus graves.

Nous n'avons point l'intention de faire un travail complet sur les déchirures de la vulve et du périnée, et de répéter tout ce qui a été dit sur ce sujet. Cela nous entraînerait bien au delà des limites dans lesquelles nous voulons nous renfermer. Notre but sera atteint si nous avons pu apporter quelques faits intéressants à l'étude de ces déchirures. Nous nous appuierons principalement pour ce travail sur des observations nombreuses ique nous avons recueillies en 1867 à la Maternité de l'hôpital Cochin, dans le service de notre excellent maître M. le docteur F. Guyon et sur des faits qu'il a bien voulu nous communiquer. C'est d'après ses avis que nous avons choisi ce sujet de thèse inaugurale. Nous sommes heureux de saisir cette occasion pour le remercier publiquement de la bienveillance qu'il n'a cessé de nous témoigner, ainsi que des savants conseils que nous avons toujours trouvés auprès de lui.

Nous prions également M. le docteur de Saint-Germain, dans le service duquel nous avons recueilli un certain nombre de nos observations, de recevoir nos remercîments pour les nombreuses marques d'intérêt qu'il nous a données.

# FRÉQUENCE.

Les ruptures de la vulve et du périnée ne sont pas rares, mais je n'ai point trouvé de statistiques relatives à leur fréquence. La plupart des auteurs disent qu'on les rencontre souvent, assez souvent, mais sans donner de preuves de leurs assertions. Je crois qu'elles sont plus fréquentes qu'on ne le pense généralement. Ainsi pendant n an, à l'hôpital Cochin, sur 549 accouchements j'ai observé 77 déchirures et 34 éraillures superficielles dont je donne plus loin le résumé. Dans la statistique de M. Guyon, qui comprend 556 accouchements, observés dans le même service, on trouve 136 déchirures. Ce qui fait la rareté apparente de ces déchirures, c'est que l'on n'examine pas les femmes avec soin après l'accouchement. Il y a aussi une autre raison, c'est que, dans beaucoup de cas, les accoucheurs ne disent pas à leur malade qu'elle a une déchirure. On hésite à dévoiler cet accident, dont on peut jusqu'à un certain point vous faire porter la responsabilité. On espère que la plaie se réunira seule, ce qui se voit quelquefois ; mais bien souvent les deux lambeaux se cicatrisant isolément et retracéts par les muscles, s'écartent, et font ainsi paraître la solution de continuité plus considérable. C'est dans cet état que beaucoup de femmes viennent consulter le chirurgien.

Les déchirures complètes du périnée, intéressant le sphincter anal, celles qui transforment la vulve et le rectum en un cloaque repoussant, sont heureusement rares. Elles peuvent dans certains cas passer inaperçues, ainsi que nous le verrons plus loin.

Quant aux déchirures centrales, elles sont encore plus rares, et même ont été niées pendant longtemps. Leur existence est aujourd'hui admise par tout le monde, et on trouve dans la science un bon nombre de cas dont l'authenticité ne peut pas être mise en doute.

# MÉCANISME

Nous devons d'abord nous demander comment se produisent les déchirures que nous étudions.

Il est un fait qui frappe vivement ceux qui, pour la première fois, assistent à un accouchement : c'est la différence de volume qui existe entre la tête fœtale et la vulve. A chaque contraction, la tête descend, presse le périnée qui bombe, entraîne la vulve, puis rentre. On croit qu'elle ne pourra jamais franchir la barrière qui la retient. A chaque douleur, la tête avance un peu plus, mais rentre encore. Enfin, lorsque surviennent les dernières contractions, la tête, poussée violemment, reste à la vulve qui se distend peu à peu. Alors les petites lèvres s'effacent ; les grandes lèvres, dures, amincies, forment une barrière qui résiste encore. La pression forte qu'elles supportent les rend exsangues. Parfois il s'y produit de légères éraillures qui saignent dans l'intervalle des douleurs, alors que la pression est moindre. Le périnée est très-tendu, et ses dimensions sont beaucoup accrues. Il est tellement aminci qu'on peut sentir, à travers son épaisseur, les saillies de la face. Les choses restent ainsi pendant quelques instants, puis survient une contraction plus violente que les autres, une douleur qui arrache un

cri à la femme. La tête sort, et si l'on regarde attentive-
ment la vulve à ce moment, on voit très-souvent une
rupture se faire en un point, soit des grandes lèvres, soit
des petites lèvres, soit du périnée. En appuyant la main
sur le périnée, au moment de la sortie de la tête, on peut
même sentir un petit craquement ; plusieurs fois il nous
est arrivé, à ce seul signe, de reconnaître immédiatement une déchirure. Au même instant, on voit la tête
avancer plus rapidement, et l'on a la conscience d'une
résistance vaincue.

Puis, lors du passage des épaules, la tension recom-
mencera, mais moindre ; d'abord parce que le volume
des épaules est ordinairement moins considérable, puis
parce que la déchirure du périnée, si elle est assez
grande, a augmenté l'orifice vulvaire.

Le passage des épaules agrandit souvent la déchirure,
et peut même la déterminer dans certains cas dont je
parlerai plus loin. Velpeau insiste avec raison sur la fréquence des déchirures produites par le passage de l'é-
paule postérieure dans les présentations de la tête.

Tel est le mécanisme des ruptures dans les cas nor-
maux, pour ainsi dire. L'accouchement, étant une fonc-
tion physiologique, devrait s'accomplir seul, par les
seules forces de la nature. L'enfant devrait passer à travers la voie qui lui est destinée, sans y occasionner de
lésions. Mais il est loin d'en être ainsi, et souvent l'accouchement devient un acte pathologique. Pour des
raisons que nous rechercherons plus loin, le volume de
la partie fœtale qui se présente, n'est pas en juste rapport avec les organes maternels, d'où les ruptures.

Beaucoup de circonstances, toutes physiologiques, augmentent ou diminuent les chances de déchirures, et ne doivent pas être oubliées quand on étudie le mécanisme.

En premier lieu, je noterai le ramollissement, la souplesse plus grande de la vulve dans les derniers mois de la grossesse, et surtout pendant le travail de l'accouchement. Cette souplesse rend les déchirures moins profondes et plus rares qu'elles ne le seraient sans cela. Pour s'en convaincre, on n'a, sur le cadavre, qu'à faire passer un fœtus à terme à travers la vulve, en dehors de l'état de grossesse, et l'on verra quelles lésions étendues se produisent.

Une autre condition également favorable est la présence du mucus glaireux, albumineux, qui recouvre les parties et les humecte. La tête, venant à presser sur le plancher du bassin, glisse facilement quand des glaires sont interposées entre elle et la muqueuse. Si cette dernière était sèche, on comprend que la tête, au lieu de glisser, l'entraînerait avec elle vers le périnée et favoriserait sa rupture. Dans certains cas où le travail avait été long, les déchirures m'ont semblé, en partie du moins, dues à cette cause. En effet, des explorations répétées avaient enlevé le mucus protecteur des tissus, que la première phase du travail inflammatoire rendait peut-être plus friables. On peut tirer de là un précepte important : c'est de ne pas toucher les femmes trop souvent sans nécessité, sans précautions, afin de laisser sur la muqueuse l'enduit naturel qui la recouvre. On comprend par le même motif combien il est mauvais, comme on le fait souvent, d'essuyer avec un linge la tête fœtale et la commissure postérieure. Le désir de la propreté ne doit pas être poussé si loin. Enfin une des conditions qui amènent cette sécheresse de la muqueuse est la manœuvre appelée petit travail, et qui consiste à dilater ou plutôt à essayer de dilater la vulve. Jamais cet écartement forcé avec les doigts n'a amené de dilatation. — La lenteur des contractions, qui est un inconvénient au point de vue de la santé ou de la vie du fœtus, est au contraire une bonne condition pour l'intégrité du périnée. En général, plus la dilatation se fera lentement, et moins le périnée aura de tendance à se rompre. Il y a cependant des bornes à la lenteur de l'expulsion, et nous reviendrons sur ce sujet en parlant des causes.

Relativement au mécanisme des déchirures, il est encore une considération qui a bien son importance, c'est la direction d'après laquelle est poussée la tête du fœtus, direction qui répond précisément à l'axe du bassin. Une fois arrivée au niveau de la ligne qui réunit le bord inférieur de la symphyse pubienne à l'extrémité du coccyx, la tête, n'étant plus dirigée par les parties osseuses, tendra à se porter en bas, au lieu de remonter, pour se présenter à la vulve. Elle appuiera sur le plan incliné que forme le périnée et qui se laisse distendre. Cette condition peut contribuer à augmenter la fréquence des déchirures chez les primipares qui ont la vulve plus élevée. Chez les multipares, au contraire, le centre de la vulve est plus en arrière, plus rapproché de l'anus, et par suite se trouve mieux dans la direction que suit la tête fœtale.

# CLASSIFICATION

On trouve dans les auteurs différentes classifications des déchirures du périnée et de la vulve, et toutes ou presque toutes considèrent les lésions suivant leur siége, leur étendue. — La classification la plus simple des déchirures du périnée est celle qui fait trois groupes, les déchirures complètes, les déchirures incomplètes, et les perforations ou déchirures centrales.

C'est celle qui a été adoptée par Bérard, Moreau, Velpeau, Cazeaux et bien d'autres qu'il n'est pas utile de mentionner.

Mattei, dans sa thèse de concours sur les ruptures dans l'accouchement, les divise en 5 classes :

1° Déchirures n'atteignant que les replis muqueux sans arriver à la peau.

2° Déchirures des replis muqueux, de la peau, du tissu cellulaire.

3° Déchirures du plancher musculo-aponévrotique, sans intéresser le sphincter anal.

4° Déchirures des tissus précédents et du sphincter anal.

5° Déchirures centrales, en long ou transversalement.

Churchill *(Traité des maladies des femmes)* fait 4 divisions, pour l'étude des déchirures du périnée, suivant qu'elles intéressent :

1° La fourchette ou la peau du périnée.

2° Le périnée jusqu'au sphincter anal.

3° Le périnée entier et le sphincter.

4° Enfin la paroi recto-vaginale.

Joulin *(Traité d'accouchements)* décrit : les déchirures de la fourchette, de la commissure antérieure, des grandes lèvres, des petites lèvres ; puis les déchirures du périnée : complètes, incomplètes et centrales.

Toutes ces classifications ont assurément du bon, mais il me semble qu'elles sont insuffisantes, si l'on veut étudier tous les cas de déchirures qui peuvent se présenter. — Aussi, pour y arriver, je me propose de diviser les déchirures des organes génitaux externes en deux grandes classes, comprenant chacune plusieurs subdivisions.

La première classe, *Déchirures de la vulve*, comprendra les six divisions suivantes :

1° Commissure antérieure $\begin{cases}\text{Muqueuse.}\\ \text{Clitoris.}\end{cases}$

2° Urèthre.

3° Petites lèvres.

4° Grandes lèvres.

5° Commissure postérieure ou fourchette.

6° Hymen.

Pour la deuxième classe, *Déchirures du périnée*, nous adopterons la classification qui a été proposée par notre savant maître M. le docteur Guyon, parce qu'elle nous paraît la plus rationnelle et en même temps la plus complète. Employant une division analogue à celle qui existe pour le bec de lièvre, il forme deux groupes des déchirures du périnée, simples ou compliquées, suivant qu'elles intéressent ou non l'anus. Les déchirures *simples* peuvent être incomplètes ou complètes.

Les déchirures simples incomplètes intéressent le périnée de deux façons :

1° Selon l'épaisseur. Ainsi, nous avons des observations de déchirures limitées à la muqueuse et aux couches sous-muqueuses, forme fréquente, et des faits plus rares de déchirures limitées à la peau avec intégrité de la muqueuse.

2° Selon la longueur. Nous retrouvons ici tous les degrés des déchirures dites incomplètes, et que nous appelons simples. Elles comprennent par conséquent les déchirures du périnée d'avant en arrière jusqu'au sphincter, avec plus ou moins de destruction antéro-postérieure.

Les déchirures simples complètes ne sont, pour ainsi dire, que les précédentes s'étendant jusqu'à la limite c'est-à-dire jusqu'au sphincter anal.

Les déchirures *compliquées* sont toutes celles qui intéressent à la fois le périnée, l'anus et la cloison recto-vaginale.

Enfin les déchirures *centrales* formeront un troisième groupe.

Nous avons résumé cette classification dans le tableau suivant :

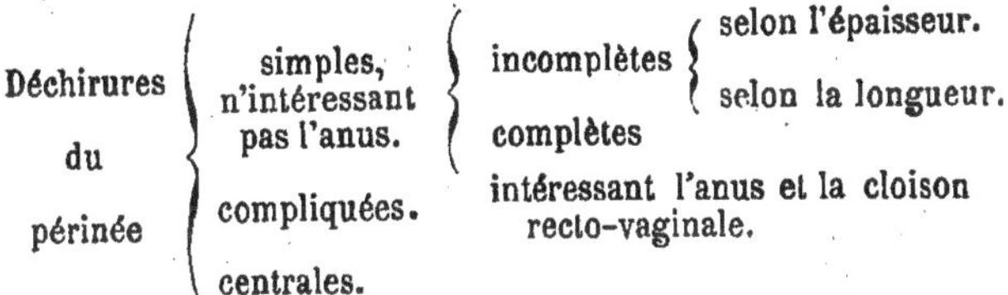



Pour motiver les divisions nombreuses que j'adopte, je ferai remarquer d'abord que la gravité de la lésion varie suivant le point atteint, et ensuite que la considération du siége n'est pas sans importance pour le traitement.

Je parlerai ici principalement des déchirures qui se produisent spontanément, par le seul passage de l'enfant. Les lésions dues à des manœuvres dans un accouchement forcé, bien que portant surtout sur le vagin et l'utérus, atteignent quelquefois la vulve, mais ne nous occuperont pas longtemps. Ces ruptures sont dues le plus souvent à la maladresse de l'accoucheur. C'est ainsi qu'on a vu une branche de forceps, introduite violemment et sans précautions, au lieu de glisser entre la tête et la muqueuse, faire à celle-ci une perforation ou au moins une érosion à l'entrée du vagin. Ou bien c'est le forceps qui, venant à déraper après avoir glissé sur la tête, amènera des ruptures en dilatant subitement la vulve.

## A. DÉCHIRURE DE LA VULVE.

### 1° *Déchirure de la commissure antérieure.*

La *déchirure de la muqueuse* est rare en ce point, et cela s'explique facilement. En effet, lors de la contraction qui pousse la tête fœtale à la vulve, la pression, se faisant surtout en arrière, est bien moindre à la partie antérieure. Nous avons observé en ce point des éraillures, bien plutôt que des déchirures.

La *déchirure du clitoris* n'est pas admise par tous les auteurs. M. Joulin la mentionne dans son traité d'accouchements. On a observé un cas de rupture d'une des racines du clitoris, suivie d'une hémorrhagie sérieuse.

Velpeau n'admet pas la déchirure du clitoris. Il dit, dans son *Traité d'accouchement* (t. II, p. 631) : « En disant que le clitoris est souvent détaché ou contus par la tête au moment de l'accouchement, Peu aura probablement été trompé par les petites lèvres qui sont en effet sujettes à ce genre de blessure. » Nous n'avons point observé de déchirure du clitoris.

## 2° *Déchirure de l'urèthre.*

Les déchirures, ou au moins les éraillures du méat urinaire sont assez fréquentes, et nous les avons observées un assez grand nombre de fois. Elles causent ordinairement des douleurs assez vives pendant la miction, et c'est peut-être à cela qu'il faut rattacher un certain nombre des cas de rétention d'urine qu'on observe après l'accouchement. Je sais bien qu'elle est due le plus souvent à une contusion violente de l'urèthre, ou à une paralysie de la vessie par compression, et qui disparaît après plusieurs jours. Mais je crois que la douleur qu'éprouve la femme, lorsque quelques gouttes d'urine viennent à passer sur le méat excorié, peut bien la porter à retarder le plus possible la miction. D'ailleurs, ne voit-on pas un phénomène analogue se produire chez les gens atteints de fissure à l'anus, lesquels, pour éviter les douleurs atroces que cause la défécation, reculent le plus possible le moment où ils seront obligés de s'y livrer ?

Quoi qu'il en soit, en examinant le méat après l'accouchement, on voit à son pourtour une, deux ou plusieurs petites fissures rouges, quelquefois saignantes, longitudinales ou transversales. Le plus souvent elles sont peu profondes. Elles sont douloureuses au moindre contact ; cette douleur est même assez vive pour arracher des cris à la femme, et doit détourner le chirurgien de pratiquer le cathétérisme sous les draps quand il n'arrive pas d'emblée à faire pénétrer la sonde. Mieux vaut découvrir la patiente, et entrer franchement dans l'urèthre que de persister dans des tâtonnements toujours douloureux, et qu'elle vous saura mauvais gré de lui avoir fait endurer. Il est du reste bien rare, après l'accouchement, que les femmes s'opposent à ce cathétérisme à découvert, et le chirurgien n'est pas exposé de la sorte à augmenter une déchirure déjà existante au voisinage de l'urèthre. D'ailleurs, on n'est pas toujours obligé d'avoir recours à ce moyen ; l'appréhension que cette petite opération cause à la malade fait que souvent elle se décide à uriner seule, même au prix de douleurs cuisantes.

Quelquefois de petites escharres noirâtres, assez adhérentes, se montrent au pourtour du méat, lorsque la contusion a été forte et prolongée. A leur chute, il reste une légère ulcération qui guérit du reste facilement par des soins de propreté.

Les auteurs ont décrit une autre déchirure qui, au lieu de se borner à la muqueuse, est plus profonde, et intéresse le tissu érectile qui l'entoure. On a alors une hémorrhagie quelquefois assez persistante, mais ordinairement s'arrêtant seule. Il ne nous a pas été donné d'observer de ces cas.

Je dois décrire ici une variété de déchirure que M. Guyon nous a bien souvent fait remarquer chez les primipares. C'est une éraillure longitudinale de la muqueuse du vagin suivant la direction de l'urèthre. Elle est ordinairement très-superficielle, et s'accompagne de contusions dues à la pression que subissent ces parties entre la tête et les pubis.

### 3° *Déchirure des petites lèvres.*

Les déchirures des petites lèvres sont fréquentes. Ordinairement superficielles, elles intéressent quelquefois les nymphes dans une grande partie de leur étendue, soit transversalement, soit longitudinalement.

Les déchirures superficielles se présentent sous forme de petites ulcérations, de petites éraillures qui n'ont pas de direction fixe, mais qui occupent le plus souvent la moitié antérieure de l'organe.

Mais la rupture peut être plus profonde; elle peut diviser verticalement la petite lèvre dans toute son épaisseur en allant du bord libre vers le bord adhérent. Sans être très-fréquente, cette déchirure est cependant loin d'être rare, et nous en avons vu plusieurs cas. Si la rupture se prolonge, la petite lèvre sera divisée complétement en deux parties, une antérieure et une postérieure.

On peut voir dans ces cas la cicatrisation se faire isolément dans chaque lambeau, et la petite lèvre rester bifide. Ces cas ne sont pas encore très-rares.

Enfin on a signalé des ruptures longitudinales de la petite lèvre qui forme ainsi un lambeau flottant. M. le docteur Guyon nous a dit avoir observé un cas dans lequel la petite lèvre avait été détachée en partie, et ne tenait plus à la vulve que par un pédicule étroit. Un simple coup de ciseaux en eût rendu l'ablation facile, mais la malade se refusa à cette légère opération. Les faits de rupture longitudinale ne sont pas communs.

### 4° Déchirure des grandes lèvres.

Les grandes lèvres sont peut-être plus souvent déchirées que les petites, surtout à leur face interne ou muqueuse. Nous savons que dans l'accouchement elles sont tendues, écartées, amincies. On comprend bien alors comment une tension un peu plus forte en amènera la déchirure. Cette déchirure commencera le plus souvent par la face interne ou le bord libre ; la face cutanée, repoussée au dehors, et présentant plus d'ampleur, est ordinairement intacte.

Dans la plupart des cas, la déchirure du bord libre est peu profonde, tandis que la face interne est rompue dans une plus ou moins grande étendue. Tantôt on trouve une simple fente, intéressant seulement la surface muqueuse. Cette éraillure superficielle est un accident bien fréquent, et je ne crois pas trop m'avancer en disant qu'il est rare qu'on ne l'observe pas chez les primipares. Elle siége

2

ordinairement à deux travers de doigt de la commissure postérieure, et semble ainsi indiquer le siége précis et l'utilité des incisions latérales des grandes lèvres, conseillées par beaucoup d'auteurs, dans les cas d'étroitesse de la vulve.

Cette éraillure occupe le plus souvent une seule lèvre, mais il n'est pas rare d'en rencontrer sur les deux, un peu au-dessous des extrémités du diamètre transversal de la vulve. Quand elle est unilatérale, elle occupe ordinairement le côté gauche, ce qui est peut-être en rapport avec la fréquence plus grande des positions occipito-gauches antérieures.

Mais la rupture ne se borne pas toujours à une simple éraillure. Nous avons observé quelquefois un décollement variable des deux faces, avec ou sans lambeau. Enfin, au lieu d'une fente rectiligne, on peut trouver une déchirure irrégulière ; la muqueuse formera des lambeaux qui, dans quelques cas, se sphacéleront. — Ces déchirures qui, au premier moment paraissent énormes, se réduisent souvent à peu de choses, lorsque la distension des parties a cessé.

On observe quelquefois, au lieu de déchirures proprement dites, des ulcérations, ou plutôt des érosions très-superficielles produites, non par la distension exagérée, mais par des frottements rudes; il y a enlèvemement de l'épithélium de la muqueuse. Souvent de petites plaques gangréneuses se montrent consécutivement, et sont bien une preuve de cette compression très-forte, quoique passagère.

Dans tous les cas, les bords de la solution de conti-

nuité sont violacés, contus, et souvent, lorsque la vulve
se rétracte, ils se reploient en dedans, ce qui peut nuire
à leur réunion, ainsi que nous le verrons en parlant du
traitement.

Il arrive quelquefois que l'on observe, après la déchirure des grandes lèvres, des hémorrhagies plus ou moins
abondantes, ce qui s'explique du reste facilement par la
rupture de veines souvent variqueuses, et dont la circulation a pu être longtemps gênée.

### 6° *Déchirures de la commissure postérieure ou fourchette.*

Il est presque constant chez les primipares, malgré
l'assertion contraire de quelques auteurs, de voir la fourchette déchirée lors de l'accouchement. Je dis presque
constant, car la fourchette peut rester intacte dans certains cas de petit volume de l'enfant, ou de laxité plus
considérable des parties maternelles.

La déchirure de la fourchette n'a guère plus d'un centimètre ; celle qui est plus profonde rentre dans la classe
des déchirures du périnée, et sera étudiée plus loin.

Elle a ordinairement la forme d'une simple fente divisant les deux surfaces de la fourchette ; mais quand
elle est peu considérable, elle peut ne pas l'intéresser dans toute son épaisseur. Quelquefois, elle est
limitée au bord libre, qui présente seul une toute petite
plaie.

La déchirure de la fourchette présente une particularité
que j'ai souvent notée ; c'est l'existence d'un petit lam-

beau irrégulier, décollé, et ne tenant plus à la vulve que par sa base. Il se gangrène parfois, ou bien, en se rétractant, il forme comme une petite caroncule, seule trace de la déchirure qui a existé antérieurement.

La déchirure de la fourchette, par sa position, se trouve constamment baignée par les liquides quelquefois fétides, toujours irritants, qui s'écoulent du vagin et de l'utérus après l'accouchement: cette condition peut nuire à sa prompte guérison. La petite plaie, au lieu de se cicatriser, peut devenir douloureuse; les bords rouges s'indurent, absolument comme dans la fissure à l'anus. Nous avons vu de ces plaies douloureuses et lentes à se cicatriser, surtout lorsque les déchirures étaient abandonnées à elles-mêmes.

Les éraillures de la commissure, non guéries, et aboutissant à une sorte de fissure, peuvent, d'après quelques auteurs, déterminer consécutivement une contracture du sphincter vaginal. C'est une complication que nous n'avons pas observée.

6° Déchirure de l'hymen.

Je dois en dire un mot pour être complet, car l'hymen fait partie de la vulve aussi bien que les grandes lèvres. Il ferme plus ou moins complétement l'orifice inférieur du vagin et peut quelquefois persister jusqu'au moment de l'accouchement. Alors, pourvu que le fœtus ait un volume normal, l'hymen sera rompu souvent en plusieurs points.

La déchirure de l'hymen peut devenir le point de départ d'une rupture vulvaire plus considérable. Ainsi, madame Boivin et Dugès citent un cas où l'hymen fut rompu dans l'accouchement, et où l'une des petites lèvres fut comprise dans la déchirure.

### B. DÉCHIRURE DU PÉRINÉE.

Nous voici arrivé à une partie de notre travail qui a déjà été traitée un assez grand nombre de fois, et pour lequel les documents ne manquent pas ; ainsi, outre les traités d'accouchements, on trouve sur ce sujet un certain nombre de thèses, des mémoires, des articles de dictionnaires.

Mais avant d'aller plus loin, il faut préciser ce que l'on entend par *périnée*, tout le monde n'étant pas d'accord sur ce point.

Pour certains auteurs, c'est l'espace compris entre le coccyx et la commissure postérieure de la vulve. Il aurait une longueur de 8 cent. environ à l'état normal. Velpeau, Malgaigne et d'autres, divisent le plancher du bassin en deux régions : une région anale et une région périnéale. Je crois cette division préférable, et je comprendrai sous le nom de périnée l'espace compris entre l'anus et la fourchette, espace auquel on donne quelquefois le nom de commissure périnéale.

Dans sa partie profonde, le périnée s'étend entre la paroi postérieure du vagin et la paroi antérieure du rectum. Dans l'intervalle se trouve du tissu cellulaire dense, qui forme l'épaisseur de la cloison recto-vaginale.

Renvoyant aux ouvrages d'anatomie pour la description complète du périnée, nous allons cependant énumérer rapidement les diverses parties qui le constituent, en les considérant surtout au point de vue des ruptures. En allant de la partie superficielle à la partie profonde, nous trouvons :

La peau. Assez fine, mais très-adhérente aux tissus sous-jacents, elle présente sur la partie médiane un raphé plus ou moins saillant, d'une couleur plus foncée, et qui paraît la partie la plus résistante. La peau se continue sur les côtés avec celle de la racine de la cuisse ; en arrière, elle s'unit à la muqueuse de l'anus ; en avant elle double la partie inférieure de la muqueuse vaginale à laquelle elle s'unit en formant le repli appelé fourchette. La peau enlevée, on trouve un tissu cellulo-graisseux dont l'épaisseur varie suivant les sujets, et que certains anatomistes ont divisé en deux feuillets.

L'aponévrose superficielle ou inférieure qui vient ensuite, établit la limite entre les parties superficielles et profondes. C'est une lamelle celluleuse peu résistante qui embrasse en arrière le muscle transverse, pour aller s'insérer à l'aponévrose moyenne ; en avant, elle se confond insensiblement avec le tissu cellulaire des grandes lèvres, et sur les côtés, elle s'attache aux branches de l'ischion. Plus profondément se trouvent les muscles transverses du périnée qui, partant de la lèvre interne de l'ischion, viennent se confondre sur la partie médiane. Là aussi viennent s'entrecroiser les fibres du constricteur vaginal et du sphincter de l'anus. Faisons remarquer en passant qu'une section en ce point sera suivie de l'écartement des lèvrés de la plaie, par suite de la tonicité des muscles.

L'aponévrose moyenne qui se trouve plus profondément est assez mince.

Enfin on rencontre les fibres du releveur de l'anus et l'aponévrose supérieure, qui forment la limite profonde de la région périnéale.

Les artères viennent de la périnéale, terminaison de la honteuse interne, et des hémorrhoïdales.

Les veines suivent les artères.

Les lymphatiques se rendent aux ganglions de l'aine.

Les nerfs sont fournis par le honteux interne.

Après cette énumération rapide des parties qui constituent le périnée, il faut étudier sa longueur, et la distension dont il peut être susceptible sans se déchirer.

Sa longueur est de 2 1/2 à 3 ou 4 CENT. chez les femmes n'ayant pas encore eu d'enfants. Ces dimensions, comme on le voit, varient beaucoup suivant les sujets. Après l'accouchement, il est ordinairement moins long.

Il est assez rigide, et cette rigidité, il la doit, nonseulement aux tissus fibreux, mais encore et surtout aux muscles qui se trouvent dans son épaisseur. La preuve en est dans ce qui se passe lorsque l'on soumet une femme aux inhalations de chloroforme. Les muscles sont relâchés, et cependant le périnée résiste encore quoique moins qu'auparavant. Cette rigidité gêne beaucoup, lorsque l'on a besoin de faire l'exploration digitale du bassin et de remonter assez haut. Mais lors de la grossesse, le périnée devient souple, et se laisse déprimer facilement par la main qui pratique le toucher vaginal.

J'excepte, bien entendu, les cas de résistance anormale. Au moment de l'accouchement, cette souplesse s'accroît encore, et nous voyons le périnée, semblable à une membrane de caoutchouc, se distendre et acquérir une étendue bien plus considérable que celle qu'il a hors de la grossesse. C'est ainsi qu'il atteint facilement 7 1/2 à 8 CENT., et peut même aller au delà. Mais cette distension ne se fait pas toujours impunément; et, pour des raisons que nous devrons étudier plus loin, le périnée cède et se déchire.

Nous suivrons, pour l'étude des déchirures du périnée, la classification que nous avons donnée plus haut, étudiant d'abord les déchirures simples, puis les déchirures compliquées; enfin nous dirons quelques mots des déchirures centrales.

### 1° *Déchirures simples.*

Elles comprennent toutes celles qui, en avant ont intéressé plus loin que la fourchette, et qui, en arrière, se sont arrêtées au sphincter anal, sans l'entamer aucunement. Elles sont de beaucoup les plus fréquentes.

Ces déchirures ne se font pas toujours sur la ligne médiane; le plus souvent, nous les avons observées sur un des côtés. On dirait que le raphé est plus solide, et résiste mieux que les parties voisines.

Pourquoi cette rupture, tantôt à droite, tantôt à gauche? La position de la tête, le mode de dégagement, ont-ils quelqu'influence pour amener la déchirure à se faire d'un côté ou de l'autre? N'ayant point fait de recherches spéciales sur ce point, il nous est impossible de répondre à ces questions.

Nous allons étudier maintenant les deux classes de déchirures simples, incomplètes et complètes.

### A. *Incomplètes.*

Le périnée peut se rompre incomplètement, selon son épaisseur et selon sa longueur.

*Selon l'épaisseur.* J'ai vu plusieurs fois une déchirure de la peau sans lésion des parties profondes. C'est peut-être le premier degré d'une déchirure qui eût pu devenir complète et intéresser tout le périnée. La tête, venant à presser fortement le périnée, et le faisant bomber, il se passe là quelque chose d'analogue à ce qui a lieu quand on ploie un morceau de bois vert : l'écorce cède et se déchire, tandis que les parties profondes résistent à la distension. La solution de continuité est quelquefois rectiligne ; la peau paraît coupée comme par un instrument tranchant ; mais souvent elle présente quelques irrégularités. Les bords sont rosés ou violacés, plus ou moins écartés l'un de l'autre.

La déchirure incomplète atteint la muqueuse vaginale et les tissus sous-muqueux bien plus souvent que la peau. Elle se voit facilement lorsqu'on prend la précaution d'écarter un peu les grandes lèvres ; mais on comprend par cela même qu'elle puisse passer souvent inaperçue. Le doigt, introduit à l'entrée du vagin, sent aussi la déchirure. Elle peut avoir une longueur assez grande et remonter sur la paroi vaginale postérieure. De même que pour la déchirure de la peau, on la voit rarement sur la partie médiane. Elle est presque toujours longitudinale, avec ou sans lambeau.

Comment se rendre compte de cette différence, déchirure de la peau dans un cas et de la muqueuse dans un autre cas? Voici comment les choses se passent assez souvent : la muqueuse du vagin, entraînée avec la tête qui ne glisse pas bien sur elle, descend et déborde même la fourchette sous forme d'un gros bourrelet violacé, extrêmement tendu. La muqueuse voisine, trop serrée par la pression de la tête, ne peut pas prêter, et la déchirure a lieu, déchirure s'étendant quelquefois à un ou deux centimètres, mais paraissant plus considérable au premier moment. Quelquefois la fourchette est intéressée ensuite, puis le périnée.

Indépendamment de ces cas de procidence d'une partie de la muqueuse vaginale, il me semble que nous pouvons expliquer la déchirure de cette muqueuse, sans déchirure de la peau, en nous rappelant la grande élasticité dont jouit la peau, comparée à celle de la muqueuse vaginale, surtout atteinte d'inflammation chronique. De plus, la muqueuse est directement en contact avec la tête, et doit ressentir plus vivement les effets de la compression.

*Selon la longueur*. Nous trouvons dans cette classe tous les cas dans lesquels la rupture ne comprend qu'une partie de la longueur du périnée. A un degré un peu plus avancé, la rupture est complète et arrive jusqu'au sphincter externe. Aussi je crois que, pour éviter des redites, on peut décrire ensemble les déchirures incomplètes suivant la longueur et les déchirures complètes.

De même que les déchirures de la peau seule, elles siégent rarement sur le raphé médian du périnée. Les bords sont violacés, quelquefois très-irréguliers et anfractueux.

Il est une particularité sur laquelle M. Guyon a plusieurs fois attiré notre attention. Les diverses couches du périnée ne sont pas rompues dans la même étendue. Ainsi, avec une déchirure de la peau allant jusqu'au voisinage de l'anus, on peut avoir une rupture des parties profondes n'atteignant pas plus de un centimètre en longueur. Cette disposition explique comment on a pu souvent croire à la guérison spontanée qui, dans ce cas, est incomplète; en effet, lorsque l'on examine le périnée quelque temps après, on trouve toujours une rainure plus ou moins profonde, et dont le fond a présenté dans les premiers temps des bourgeons charnus; mais la peau ne s'est pas réunie. Les malades ressentent dans les premiers moments des douleurs assez vives qui se produisent à peine lorsque l'on pratique la réunion immédiate. En effet, à la douleur due à la plaie vient s'ajouter celle qui est causée par le passage continuel des lochies, ce qui n'a pas lieu quand les surfaces saignantes sont exactement rapprochées.

Les déchirures étendues, suivant la longueur, se présentent bien plus rarement que les petites déchirures, ainsi qu'on peut le voir par le tableau suivant, comprenant 115 déchirures dont les dimensions ont été notées exactement.

|  | A un 1er accouchement. | A un 2e accouchement. | A un 3e accouchement. | Total. |
|---|---|---|---|---|
| Déchirures de la fourchette. . | 10 | » | » | 10 |
| — de 1 centimètre. . | 14 | 7 | 3 | 24 |
| — de 1 centim. 1/2. | 14 | 4 | » | 18 |
| — de 2 centimètres. | 21 | 5 | 1 | 27 |
| — de 2 centim. 1/2. | 8 | 1 | » | 9 |
| — de 3 centimètres. | 4 | » | » | 4 |
| — s'arrêtant à quelques millim. de | | | | |
| — l'anus. . . . . . | 7 | 1 | » | 8 |
| — s'arrêtant à l'anus. | 10 | » | » | 10 |
| — atteignant la peau de l'anus. . . . | 5 | » | » | 5 |
|  | 93 | 18 | 4 | 115 |

Ce sont donc les déchirures de un à deux centimètres qui sont les plus fréquentes, d'après nos recherches.

Les déchirures suivant la longueur, complètes ou incomplètes, sont un accident fâcheux lorsque la guérison n'a pas eu lieu. En effet, outre la laxité plus grande qu'elles donnent à l'orifice vulvaire, elles amènent la chute partielle de la cloison vaginale postérieure, qui a lieu d'abord pendant les efforts, mais devient ensuite continuelle, et peut causer l'abaissement de l'utérus.

### B. *Complètes.*

Nous venons de parler des déchirures simples complètes, que nous avons considérées comme un degré un peu plus avancé des déchirures simples incomplètes, suivant la longeur. Aussi n'y reviendrons-nous pas. Nous ferons une seule remarque : c'est que les déchirures complètes s'observent presque exclusivement au premier accouchement, ainsi qu'on peut le voir dans le tableau précédent. Nous dirons plus loin quelle est l'influence de l'âge sur l'étendue de la déchirure.

## 2° *Déchirures compliquées.*

Ce sont les plus graves de toutes, mais elles sont heureusement rares. Elles sont ordinairement décrites sous le nom de déchirures complètes. Le sphincter anal est déchiré, ainsi qu'une partie de la cloison recto-vaginale. La vulve et l'anus forment un vaste hiatus par où s'écoulent les lochies, les matières fécales, et quelquefois l'urine.

Roux a donné de cette infirmité un tableau tracé de main de maître, et que je ne peux mieux faire que de reproduire.

« Les bords de la plaie se sont cicatrisés isolément ; le périnée a complétement disparu ; l'anus et la vulve ne forment plus qu'une seule et même voie, une fente unique, un sinus profond à bords ou droits, ou irrégulièrement ondulés, revêtus par un tissu muqueux ; et pour peu que la division s'étende à la cloison recto-vaginale, la partie inférieure du rectum et celle du vagin forment un véritable cloaque. La condition d'une femme dans cet état est réellement déplorable. Ce n'est pas qu'elle ne puisse encore concevoir et même accoucher plus facilement qu'une autre. J'ai connu une dame anglaise qui avait éprouvé une déchirure complète lors de son premier accouchement, et qui était devenue successivement mère de douze enfants. Je suis sûr qu'on trouverait dans le monde

nombre de cas semblables. Peut-être qu'à force d'adresse,
et par je ne sais quelles supercheries, les femmes parvien-
nent à cacher une infirmité si propre à inspirer du dégoût;
mais quand elle est connue, et pour que ce dégoût soit
surmonté, ne faut-il pas, ou le délire des sens porté à
l'excès, ou un sentiment plus qu'ordinaire des devoirs
presque sacrés qu'impose l'union conjugale? Car il ne
s'agit pas seulement ici de la perte d'une partie des char-
mes physiques; il s'y joint une incommodité aussi af-
freuse que le serait un anus contre nature. Le sphincter
de l'anus étant déchiré, rien ne s'oppose à l'issue des gaz
intestinaux parvenus dans le rectum, et à la sortie continuelle, ou du moins trop souvent répétée et presque involontaire, des matières fécales. Sans doute, celles-ci
peuvent séjourner quelque temps encore dans le rectum
quand elles ont une certaine consistance; mais si elles
sont molles, le besoin de les rendre se produit vif et pressant à chaque instant; et si elles sont encore à un état
plus liquide, elles s'échappent involontairement, inon-
dant le vagin et toutes les parties voisines. De là, pour
les malades, la nécessité de vivre dans une solitude
contraire à leur âge, à leur sexe, à leurs habitudes.
Elles tombent dans une tristesse profonde, presque
toujours leur santé s'altère, et leur teint perd de sa
fraîcheur. »

La déchirure comprenant le sphincter anal s'accompagne, à un degré variable, d'une lésion qui aggrave sin-
gulièrement la position des malheureuses femmes. C'est
une large fistule recto-vaginale. Dans certains cas, il s'y
joint une fistule vésico-vaginale, de sorte que le rectum

et la vessie, réunis par une énorme perte de substance, communiquent directement avec l'extérieur. On voit d'ici toute la gravité d'une pareille lésion qu'il est quelquefois impossible de faire disparaître.

Nous avons observé un cas analogue, avec cette diffé- rence, toutefois, que la lésion était consécutive à la chute d'une escharre. C'était chez une femme de 32 ans, qui était venue à l'hôpital pour accoucher. Elle nous dit qu'à un accouchement antérieur elle était restée deux jours et deux nuits en travail, et, quelques jours après, la chute des escharres avait réuni la vessie et le rectum et fait disparaître une bonne partie du périnée. Elle était continuellement baignée par l'urine et les matières fé- cales, et cette infirmité repoussante ne l'avait cependant pas empêchée de redevenir enceinte. Le vagin présen- tait des brides cicatricielles, et on fut obligé de terminer l'accouchement par une application de forceps. La dé- chirure du périnée fut augmentée. Cette femme refusa de se soumettre à une opération qu'on lui proposa pour reconstituer le vagin. Elle répandait une odeur horrible dans la salle, malgré des soins de propreté de chaque instant.

Pour remédier à l'écoulement involontaire et continuel des matières fécales, les femmes qui sont atteintes de déchirure complète emploient différents moyens. Ainsi elles font un usage presque abusif des astringents et des opiacés. Puis elles se nourrissent le moins possible. Mal- gré cela, elles ne réussissent pas toujours à amener la constipation, le rectum irrité étant sans cesse en con- tractions qui s'étendent à tout le tube intestinal. Ces causes, jointes aux tourments qu'amène leur position, les font tomber dans un état de chloro-anémie et de gastralgie qui altère leur santé.

Pendant longtemps ces déchirures ont été au-dessus des ressources de l'art, et les femmes étaient forcées de vivre avec leur infirmité. De nombreuses tentatives d'autoplastie ont été faites, et souvent couronnées de succès. Dans le cas contraire, on est obligé d'avoir recours aux palliatifs, la constipation, des soins incessants de propreté, etc.

La déchirure compliquée présente une variété qui a été signalée par plusieurs auteurs. Quelquefois elle commence par la cloison recto-vaginale et l'anus, et s'étend d'arrière en avant sur le périnée. Dans ce cas, il existe toujours une grande déchirure du rectum. Nous avons vu une fois cette rupture imminente chez une femme dont voici l'observation, mais elle a pu être évitée par une prompte intervention.

La nommée G....., primipare, âgée de 16 ans, entre à la maternité de l'hôpital Cochin le 18 janvier 1867. La grossesse est à terme. Le col, mince, souple, présente une dilatation de 3 centimètres environ. 4 h. 1|2 après, on rompit les membranes ; au bout de 3 heures la dilatation était complète et la tête franchissait l'orifice utérin. Bientôt elle apparut à la vulve. Les contractions énergiques se succédaient rapidement, et la tête fortement abaissée appuyait sur le rectum, qui faisait une saillie considérable du côté de l'anus. La muqueuse rectale présentait, surtout à la partie antérieure, des éraillures.

par où se faisait un petit suintement de sang. Le périnée
était très-aminci. Quant à la vulve, repoussée en avant,
elle n'était aucunement distendue. Dans l'intervalle des
douleurs, la tête remontait un peu, mais dès que la contraction recommençait, le rectum et le périnée mena-
çaient de se rompre. En l'absence de mon excellent ami,
M. Just Lucas-Championnière, interne du service, je
crus prudent de terminer l'accouchement par une application de forceps qui fut faite rapidement. La tête fut
amenée au dehors, et le périnée, bien soutenu, ne fut
déchiré que dans une petite étendue. L'hémorrhagie
du rectum s'arrêta immédiatement.

La rupture du périnée commençant à l'anus peut ne
pas être complète, et cela se comprend, si l'on songe
à l'augmentation énorme de longueur qu'il subit : l'a-
nus et la partie postérieure du périnée suffisent bien
pour le passage du fœtus, surtout lorsqu'à la distension du périnée se joint la distension de l'orifice anal.
La fourchette alors reste intacte, et ce pont de substance qui existe en avant est d'un grand secours
plus tard pour la guérison spontanée. Si ce lambeau antérieur n'existe pas, on a une déchirure compliquée de
la forme la plus difficile à guérir.

Je dois mentionner ici une opinion qui a été émise
par Mme Lachapelle et d'autres auteurs. C'est que la déchirure du périnée, intéressant le sphincter anal dans
toute son épaisseur, peut ne pas amener de défécation
involontaire. Dans le premier moment, ce serait le gonflement inflammatoire qui empêcherait l'écoulement con-

tinuel des matières ; plus tard, quand le gonflement aurait disparu, ce serait la cicatrisation venue spontanément.

Nous devons à l'obligeance de M. le D' Guyon la relation d'un fait bien intéressant et qui prouve que, même sans guérison, les femmes peuvent ne pas se douter de la déchirure qu'elles portent. Il s'agit d'une femme qui, à son premier accouchement, eut une déchirure compliquée du périnée, comprenant une partie de la cloison recto-vaginale. L'accoucheur cacha soigneusement cette lésion à sa malade, qui, de son côté, vécut avec ses infirmités, incontinence des matières fécales, gêne et pesanteur dans le bas-ventre. A un deuxième acouchement, conséquence d'une deuxième grossesse conseillée comme remède aux inconvénients que ressentait cette femme, on reconnut la lésion qui remontait déjà à 3 ou 4 ans. La malade a été opérée depuis et a guéri.

Lorsque l'on examine une déchirure ancienne, il est une disposition sur laquelle on a insisté, et qu'il est important de connaître, afin de pouvoir en profiter pour le traitement. C'est l'existence d'une saillie médiane, assez analogue à une luette, et qui se trouve à l'angle de la déchirure ; elle est due à la colonne de la cloison vaginale postérieure qui a été isolée par le traumatisme.

La muqueuse est grisâtre, parfois ulcérée en certains points. Quelquefois on constate une rougeur vive, et un écoulement vaginal abondant, indices d'une inflammation aiguë. Quand la cicatrisation des lèvres de la déchirure s'est faite sans réunion, il reste toujours une gouttière plus ou moins profonde, dont les bords sont formés par la cicatrice. Plus on s'éloigne du moment de l'accident, et plus la profondeur de la gouttière diminue; mais elle persiste toujours. Il est bien possible que cette disposition ait été prise quelquefois pour une guérison complète spontanée.

Enfin, on trouve souvent, comme suites de l'incontinence des matières, des ulcérations de la peau ou au moins des rougeurs et des excoriations.

Quant au prolapsus de l'utérus, que plusieurs auteurs ont noté comme succédant aux déchirures compliquées, il n'y a, comme le fait remarquer Velpeau, aucune raison anatomique qui puisse l'expliquer. Cependant, la grande fréquence des chutes de l'utérus, dans les cas de déchirures compliquées est un fait intéressant, et qui mérite d'être noté. Pour le prolapsus du vagin, il s'explique aisément par l'absence de périnée, et peut entraîner le prolapsus de l'utérus.

### 3° *Déchirures centrales.*

Les perforations ou déchirures centrales ont été pendant longtemps un sujet de contestation entre les accoucheurs, les uns les niant complétement, les autres admettant leur existence, et s'appuyant pour cela sur des observations certaines. Capuron fut un de ceux qui nièrent avec le plus d'ardeur la possibilité des déchirures centrales. « Je les verrais, disait-il, que je ne pourrais les croire. »

Maintenant, l'existence de ces déchirures est admise par tout le monde, et il n'est guère d'accoucheur qui n'ait eu occasion d'en observer. Mais, ainsi que le fait remarquer Cazeaux, on ne doit pas affirmer que l'enfant est sorti par la déchirure du périnée, par cela même qu'on rencontre cette perforation après l'accouchement. Malgré la plaie centrale du périnée, le fœtus peut suivre la route naturelle. Cela se voit principalement lorsque la main de l'accoucheur, appuyée fortement contre le péri-née, cherche à repousser la tête dans sa direction nor-male, remplaçant ainsi la résistance détruite du plancher du bassin; ou bien encore, lorsque intervenant à temps par des manœuvres, on arrête la déchirure à son début en amenant la tête à l'orifice de la vulve.

Si l'on parcourt les observations, on voit que la déchi-rure se fait le plus souvent sur le raphé. Tantôt simple, transversale ou longitudinale, elle se divise aussi quelque-fois en deux branches qui divergent, en circonscrivant l'anus. D'autres fois, elle prend une forme cruciale. On a aussi vu la déchirure, au lieu de se faire au centre, s'étendre longitudinalement sur un des côtés du périnée. L'hémorrhagie, peu abondante dans le premier cas, de-vient quelquefois sérieuse, parce que les parties latérales du périnée renferment des vaisseaux plus importants que la partie médiane.

La déchirure, examinée un instant après le passage de l'enfant, présente des dimensions tellement réduites, qu'on a peine à croire que l'accouchement ait pu se faire par cette voie, si l'on ne se souvient pas des limites extrêmes où était poussée la distension. C'est précisément sur cette étroitesse de la déchirure que s'appuyaient ceux qui niaient autrefois l'existence des perforations cen-trales.

La déchirure de la portion inférieure du vagin accompagne toujours les ruptures centrales ou latérales, et le sphincter de l'anus peut être partiellement divisé. Dans quelques cas, il est complétement rompu, et la rupture du périnée s'étend de l'anus vers la fourchette.

La déchirure centrale se produit principalement dans les positions occipito-postérieures non réduites ; mais il faut sans doute que cette cause soit favorisée par diverses conditions, comme la primiparité, le volume plus considérable de l'enfant, une résistance anormale du périnée. Sur neuf positions occipito-postérieures non réduites, nous n'avons point observé une seule rupture centrale, ni ano-périnéale.

Tous les auteurs sont d'accord pour reconnaître que les déchirures centrales guérissent souvent seules, avec la plus grande facilité, dans un intervalle de temps qui varie de trois semaines à quarante jours. C'est donc un accident peu grave, mais il devient sérieux dans certains cas. Ainsi, Dupuytren a vu une déchirure centrale s'accompagnant de saillie de l'utérus par la plaie. Dernièrement M. le professeur Depaul a rapporté devant la société de chirurgie une observation de M. Stoltz, dans laquelle la déchirure centrale s'accompagnait de prolapsus de l'utérus.

Les déchirures centrales du périnée sont, plus souvent que d'autres, consécutives à la chute d'une escharre, qui aurait été déterminée par une pression trop longtemps prolongée.

Il est une variété que je dois signaler ici, car elle me semble le premier degré d'une perforation centrale. C'est

le cas, très-rare, où la peau seule est déchirée ; le péri-
néé présente en son milieu une sorte de boutonnière
très-superficielle. L'intervention a pu empêcher une rupture centrale de se produire, en ramenant la tête dans sa
direction normale.

Comme complément indispensable des déchirures de
la région périnéale, nous devons dire quelques mots des
éraillures du rectum et de l'anus. Elles peuvent se produire sans qu'il y ait de déchirure du périnée, mais par
le seul fait de la distension et de la projection en avant
du bord antérieur de l'anus et des tiraillements qui en
sont la suite. Cette lésion devra se produire lorsque la
résistance du périnée étant trop considérable, la tête
aura tendance à se porter en arrière et repoussera la paroi
recto-vaginale. Plusieurs fois, dans ces circonstances,
j'ai observé un petit suintement de sang par l'anus, et la
muqueuse rectale, repoussée par la tête, formait une saillie
à cet orifice.

Ces petites plaies, au pourtour de l'anus, peuvent,
d'après les auteurs, se transformer plus tard en fissures.
Cependant je dois dire que, dans tous les cas que j'ai
observés, ces éraillures ont guéri avec la plus grande
facilité, et que les femmes n'ont même rien éprouvé qui
pût attirer leur attention de ce côté. Ainsi je m'étonne de
lire, dans beaucoup d'ouvrages, que les fissures à l'anus
sont fréquentes après l'accouchement. Sur cinq cent
quarante-neuf accouchements, je n'ai pas observé une
seule fissure, même après des éraillures profondes de
l'anus.

L'accoucheur doit agir promptement lorsqu'il se

trouve en présence de la distension exagérée de la mu-
-queuse anale ou rectale ; quelques douleurs de plus, et
la déchirure du rectum peut se produire. Une application
de forceps est le moyen le plus efficace à employer dans
ce cas, lorsque, par des pressions modérées, on n'a pas
pu amener la tête en avant sous le pubis. On a aussi
conseillé le levier, mais il n'est guère employé. Il faut
toutefois se rappeler que l'application du forceps ne doit
pas être de longue durée, parce que cette opération
active les douleurs, et que la tête pourrait bien causer la
rupture avant que l'instrument ne soit placé.

Les déchirures que nous venons d'étudier, simples,
compliquées, centrales, indépendamment de leur étendue
et de leur position qui peuvent les rendre plus sérieuses,
présentent des accidents qui viennent, sinon empêcher
la guérison, au moins l'entraver.

Un des plus fréquents est *l'hémorrhagie*, qui souvent
s'arrête seule, mais qui peut aussi devenir assez sérieuse
pour que l'on soit obligé d'intervenir. Elle peut être artérielle ou veineuse, primitive ou consécutive à la chute
d'une escharre.

Si l'hémorrhagie est artérielle, ce qu'il est facile de
reconnaître, elle est due ordinairement à la rupture d'une
artériole dont le volume dépasse rarement un millimètre.
Toutefois, dans un cas de rupture profonde du périnée
s'étant faite surtout sur les parties latérales, le calibre
du vaisseau lésé peut être plus considérable.

Si l'hémorrhagie ne s'arrête pas seule, on réussit or-
-dinairement en employant la torsion. On pourrait aussi

employer avec avantage l'acupressure. Les serres-fines, appliquées sur les lèvres de la plaie, peuvent, par la compression qu'elles déterminent, amener l'arrêt de la circulation, et laisser au caillot le temps de se former. Enfin, si ces moyens échouaient, on aurait recours aux hémostatiques ou à la ligature.

Les hémorrhagies veineuses sont assurément plus fréquentes que les précédentes, mais cèdent aussi plus facilement. Cependant, lorsque des veines variqueuses et indurées sont rompues, l'hémorrhagie peut devenir sérieuse et l'on est obligé d'intervenir.

J'ai observé une hémorrhagie abondante dans le cas suivant : c'était chez une femme qui fut accouchée par le forceps à cause d'un rétrécissement antéro-postérieur léger. Il y eut une déchirure du périnée, allant jusqu'au sphincter anal qui était respecté. Une hémorrhagie eut lieu immédiatement. On appliqua de l'amadou, de la charpie, on comprima, on fit allonger la malade dans son lit ; mais l'hémorrhagie continuait. La femme pâlissait, le pouls devenait petit. On pratiqua alors le tamponnement de la plaie avec des éponges mouillées, entre lesquelles on plaça des fragments de glace; puis on appliqua directement de la glace sur les surfaces saignantes. L'hémorrhagie s'arrêta au bout de quelque temps et ne reparut plus.

Nous rapprochons de l'hémorrhagie veineuse le *thrombus* des grandes lèvres, produit aussi par la rupture d'une veine. Il peut acquérir un volume énorme, à cause de la laxité du tissu dans lequel il se développe.

S'il s'accompagne de déchirure de la peau, il peut se faire un écoulement de sang abondant, qu'on a même vu amener la mort.

La *syphilis* vient aussi compliquer ces plaies simples, et les transformer en ulcérations syphilitiques. La cicatrisation ne se fait pas ; bien au contraire, la plaie peut s'agrandir par perte de substance, et l'on est obligé d'instituer un traitement antisyphilitique si l'on veut en obtenir la cicatrisation.

Les *escharres*, en empêchant la réunion immédiate, sont des accidents qui nuisent à la guérison des déchirures. A leur chute, qui a lieu le quatrième ou cinquième jour, on peut observer des hémorrhagies.

La *fièvre puerpérale*, indépendamment de la gravité qu'elle a par elle-même, entrave aussi la guérison des ruptures périnéales et vulvaires. En effet, si la réunion se faisait, ou était déjà faite, elle se détruit, tout est à recommencer. On ne pourra en obtenir la cicatrisation qu'après la guérison de la maladie.

Je ne parlerai pas de tous les autres accidents qui peuvent survenir après la déchirure du périnée ; ils sont les mêmes que pour les autres plaies. Tels sont l'érysipèle, l'infection purulente, l'angioleucite, etc.; etc.

# CONDITIONS



## QUI FAVORISENT LES DÉCHIRURES DE LA VULVE
### ET DU PÉRINÉE.

L'étude des causes qui peuvent donner lieu aux déchirures du périnée est assurément une des parties les plus importantes de ce sujet, et je dois dire qu'elle a été traitée par les différents auteurs des façons les plus diverses. Les uns, en effet, énumèrent sous le nom de causes une foule de circonstances accessoires qui ne sont souvent presque pour rien dans la production de la lésion; d'autres indiquent des causes de déchirures tirées bien plutôt d'une idée théorique que de l'observation des faits. Aussi en résulte-t-il une confusion regrettable. C'est pourquoi, avant d'admettre une cause, nous discuterons les raisons pour ou contre, et nous citerons des faits à l'appui de ce que nous avancerons.

La cause unique des déchirures du périnée pendant l'accouchement est le passage du fœtus à travers les parties maternelles qui ne se prêtent pas à l'ampliation suffisante. Mais beaucoup de conditions favorisent ces déchirures, et jouent le rôle de causes accessoires.

Ces conditions, envisagés d'une façon générale, sont de trois ordres.

Elles viennent : 1° de la mère ;

      2° du fœtus ;

      3° de l'accoucheur.

Certains auteurs n'admettent pas la troisième classe. Ils la remplacent par cette dénomination : Déchirures venant des moyens employés pour terminer l'accouchement ; dénomination qui nous paraît fausse. Car bien souvent, même sans employer de moyen violent pour terminer l'accouchement, en laissant la nature agir seule, l'accoucheur peut être cause, indirectement il est vrai, d'une déchirure ; et nous nous appuyons pour soutenir cela, sur la grande autorité de M. le professeur Depaul, quand il dit : « L'accoucheur doit empêcher les déchirures du périnée, et cela dépend de lui dans l'immense majorité des cas. » (*Dict. encycl. des sc. méd.*)

Nous allons passer en revue ces différentes causes dans l'ordre que nous avons indiqué plus haut.


### 1° *Conditions venant de la mère.*

L'*âge avancé* est une cause que l'on trouve indiquée partout comme amenant les déchirures du périnée. Quand je dis partout, je me trompe. Quelques auteurs ne veulent pas voir dans l'âge avancé une cause prédisposante aux lésions qui nous occupent. Voyons donc de quel côté est la vérité.

Il était bien naturel de penser que, chez les femmes âgées, la peau avait perdu de sa souplesse, de son élasticité, et que le périnée, ne pouvant se prêter assez à la distension, se laissait rompre par le passage de la tête. Cela paraissait si évident, qu'on n'avait pas cru devoir recourir à l'analyse complète des faits pour l'avancer. On savait que dans la vieillesse les tissus avaient moins d'élasticité, étaient plus friables ; mais on ne remarquait pas que les femmes qui accouchent sont encore loin de l'âge où commence l'altération sénile des tissus.

Nous avons voulu faire des recherches pour voir ce qu'il y avait de vrai dans cette opinion, qui regarde l'âge avancé comme une cause très-fréquente de déchirures. Dans le tableau suivant, nous avons mis en regard de chaque âge le nombre total d'accouchements observés à cet âge, et le nombre des déchirures. Nous avons réuni pour cela la statistique de M. le docteur Guyon et la nôtre, qui ont été prises à la même source, ce qui nous a donné un nombre total de 1,105 accouchements ayant présenté 247 déchirures.

| Age. | Nombre d'accouchements. | Nombre de déchirures. | Age. | Nombre d'accouchements. | Nombre de déchirures. |
|---|---|---|---|---|---|
| 13 | 1 | » | 29 | 39 | 7 |
| 14 | 1 | » | 30 | 50 | 12 |
| 15 | 5 | » | 31 | 22 | 2 |
| 16 | 10 | 4 | 32 | 30 | 5 |
| 17 | 26 | 4 | 33 | 21 | 1 |
| 18 | 23 | 4 | 34 | 20 | 4 |
| 19 | 71 | 22 | 35 | 22 | 2 |
| 20 | 77 | 18 | 36 | 12 | 1 |
| 21 | 69 | 23 | 37 | 17 | 1 |
| 22 | 121 | 27 | 38 | 12 | 2 |
| 23 | 107 | 28 | 39 | 5 | » |
| 24 | 94 | 20 | 40 | 5 | » |
| 25 | 76 | 21 | 41 | 5 | 1 |
| 26 | 79 | 9 | 42 | 8 | » |
| 27 | 60 | 8 | 43 | 4 | » |
| 28 | 71 | 17 | 44 | 1 | » |

Dans 4 cas de déchirures, l'âge n'est pas noté.

Si nous divisons ces 1,105 cas en huit périodes, comprenant chacune quatre années, nous pourrons ensuite établir un rapport entre le nombre d'accouchements et le nombre de déchirures à chaque période.

| Période comprenant : | Nombre d'accouchements. | Nombre de déchirures. | Rapports. | |
|---|---|---|---|---|
| 13, 14, 15, 16 ans. | 17 | 4 | 1 sur | 4,25 |
| 17, 18, 19, 20 | 197 | 48 | 1 | 4,10 |
| 21, 22, 23, 24 | 391 | 98 | 1 | 3,98 |
| 25, 26, 27, 28 | 286 | 55 | 1 | 5,20 |
| 29, 30, 31, 32 | 141 | 26 | 1 | 5,42 |
| 33, 34, 35, 36 | 75 | 8 | 1 | 9,37 |
| 37, 38, 39, 40 | 39 | 3 | 1 | 13 |
| 41, 42, 43, 44 | 18 | 1 | 1 | 18 |

Je crois donc pouvoir conclure que, malgré ce qu'on a dit, l'âge avancé doit être rayé de la liste des causes de déchirure, puisque celles-ci sont relativement d'autant plus rares que les femmes sont plus âgées.

Quelques auteurs ont pensé que les vieilles primipares étaient très-disposées aux ruptures de la vulve et du périnée.

Divisant en sept périodes, de 4 années chacune, les accouchements observés chez les primipares, et le nombre de déchirures qu'ils ont fournies, nous avons le tableau suivant :

| Période comprenant : | Nombre d'accouchements chez des primipares. | Nombre de déchirures chez des primipares. | Rapports. |
|---|---|---|---|
| 13, 14, 15, 16 ans. | 17 | 7 | 1 sur 4,25 |
| 17, 18, 19, 20 | 464 | 47 | 1 3,42 |
| 21, 22, 23, 24 | 228 | 89 | 1 2,56 |
| 25, 26, 27, 28 | 105 | 40 | 1 2,62 |
| 29, 30, 31, 32 | 28 | 16 | 1 1,75 |
| 33, 34, 35, 36 | 13 | 4 | 1 3,25 |
| 37, 38, 39, 41 | 4 | 3 | 1 1,33 |

Nous voyons que la fréquence relative des déchirures augmente avec l'âge chez les primipares.

On a aussi accusé le trop jeune âge de prédisposer aux déchirures, parce que, disait-on, la vulve n'a point encore les dimensions qu'elle doit avoir plus tard, parce que les tissus sont plus fermes. Or, il se trouve justement que, sur sept femmes accouchées pour la première fois, une à treize ans, une à quatorze ans et cinq à quinze ans, nous n'avons noté aucune déchirure. Malheureusement, nos observations sur ce point ne sont pas assez nombreuses pour nous permettre d'être affirmatif. Enfin nous tirerons une autre conclusion de notre statistique. C'est précisément de vingt-un à vingt-quatre ans, à l'âge où l'on croit que les femmes ont les parties géni-tales le plus souples, le plus dilatables, qu'on observe proportionnellement le plus de déchirures.

En résumé, nous dirons que :

1° Le très-jeune âge ne semble pas prédisposer aux déchirures.

2° L'âge avancé (quarante à quarante-quatre ans) n'est pas non plus une cause de déchirures.

3° Les vieilles primipares sont plus disposées aux dé-chirures que les jeunes.

4° C'est de vingt-un à vingt-quatre ans que l'on ob-serve proportionnellement le plus de déchirures.

On admet généralement que la déchirure est d'autant plus grande que la femme est plus âgée. Madame Lacha-pelle pense que cette opinion est très-exagérée, et que la proportion est égale.

D'après le tableau suivant, malheureusement trop court, puisqu'il ne comprend que cent quinze cas, dans lesquels j'ai trouvé notée exactement l'étendue de la dé-chirure, on serait tenté de croire que l'âge avancé n'est pour rien dans les dimensions de la plaie.

| Âge. | Fourchette. | 1 cent. | 1 cent. 1/2. | 2 cent. | 2 cent. 1/2. | 3 cent. | S'arrêtant à quelques millimètres de l'anus. | S'arrêtant à l'anus. | Déchirure partielle de l'anus |
|---|---|---|---|---|---|---|---|---|---|
| 16 ans. | » | » | » | 2 | » | » | » | » | » |
| 17 | 1 | 1 | » | » | » | » | » | » | » |
| 18 | 1 | 1 | » | » | » | » | » | » | » |
| 19 | 1 | 4 | 2 | 2 | » | » | » | » | » |
| 20 | 1 | 1 | 2 | 2 | 1 | » | » | » | » |
| 21 | 2 | » | 1 | 2 | » | » | 1 | 4 | 1 |
| 22 | » | 6 | 1 | 2 | 1 | » | 2 | 1 | 1 |
| 23 | 1 | 1 | 2 | 4 | 3 | » | 1 | » | » |
| 24 | » | » | 2 | 3 | 1 | 1 | 1 | 1 | » |
| 25 | 2 | » | 1 | 2 | » | 1 | 2 | 2 | 1 |
| 26 | » | » | 1 | 3 | » | » | » | 1 | 1 |
| 27 | 1 | 3 | » | » | » | » | » | 1 | » |
| 28 | » | 2 | 1 | 3 | » | » | » | » | 1 |
| 29 | » | 1 | » | » | » | » | » | » | » |
| 30 | » | 2 | 2 | 1 | 1 | 1 | » | » | » |
| 31 | » | » | » | » | » | » | » | » | » |
| 32 | » | » | 1 | » | 1 | » | » | » | » |
| 33 | » | » | » | » | » | » | » | » | » |
| 34 | » | 1 | » | » | 1 | » | 1 | » | » |
| 35 | » | » | 1 | » | » | » | » | » | » |
| 36 | » | » | 1 | » | » | » | » | » | » |
| 37 | » | 5 | » | » | » | 1 | » | » | » |
| 38 | » | » | » | 1 | » | » | » | » | » |
| 41 | » | 1 | » | » | » | » | 5 | » | » |

Une autre cause de déchirures, indiquée par tous les auteurs, et avec raison, est la *primiparité*. Nous croyons même que c'est la cause principale, que c'est à elle qu'il faut rattacher la plupart des déchirures.

Baker Brown, sur 81 cas de déchirures, a noté 54 primipares, c'est-à-dire les deux tiers.

Sur 247 cas de déchirures, nous avons trouvé 203 primipares et seulement 44 multipares, c'est-à-dire 9 primipares environ contre 2 multipares.

Relativement au nombre absolu des accouchements, chez les primipares, les déchirures sont aussi extrêmement fréquentes. Ainsi, sur 517 primipares, nous trouvons 203 déchirures, ou 1 sur 2,54. — On voit donc que les primipares sont extrêmement exposées à ce genre de lésions.

Cependant l'influence d'un accouchement antérieur n'est point absolue. Le périnée et la vulve peuvent bien offrir une résistance assez grande même chez les femmes qui ont déjà accouché une fois ou deux, tandis qu'on trouve des primipares chez lesquelles la période d'expulsion est à peine influencée par la résistance du périnée. Ces dispositions individuelles sont bien difficiles à apprécier.

Chez quelques femmes, même après plusieurs accouchements, on a observé des déchirures. Dieffenbach en a observé à un quatrième accouchement, Roux à un cinquième. Nous en avons vu se produire à un troisième, à un quatrième, à un cinquième accouchement. Je suis persuadé que ces cas ne doivent pas être rares.

Chez les primipares, ce n'est pas seulement la rigidité des parties qui diminue l'orifice vulvaire ; c'est aussi la présence du sphincter vaginal dont les contractions sont quelquefois violentes, spasmodiques. Les fibres musculaires se rompent, en partie du moins, à un premier accouchement, et le vagin reste toujours plus ou moins relâché.

La *résistance exagérée du périnée* prédispose aux déchirures, soit qu'on laisse l'accouchement se faire seul, soit qu'on intervienne par une application de forceps.

4

La résistance du périnée se rencontre surtout chez les primipares douées d'une santé vigoureuse. Elle vient entraver le travail qui jusque-là avait bien marché. Elle l'arrête, et peut même, en se prolongeant, amener l'inertie de l'utérus. Si les contractions énergiques finissent par triompher de la résistance, la tête sort sans avoir laissé aux parties rigides le temps de se distendre peu à peu. Il en résulte presque à coup sûr une déchirure plus ou moins considérable, et qui est quelquefois complète.

Si, ne reconnaissant pas que cette rigidité est l'obstacle à la marche du travail, on a l'imprudence d'administrer du seigle ergoté, comme cela se voit encore assez souvent, on aura bientôt une déchirure du périnée, ou bien, ce qui est autrement sérieux, une rupture de l'utérus, si le périnée résiste ou est soutenu avec trop de force. C'est même, disons-le en passant, une des causes les plus fréquentes des ruptures utérines.

C'est aussi dans les cas de résistance exagérée du périnée qu'on a vu se produire des déchirures centrales, soit primitives, soit consécutives à la chute d'une escharre. Si le périnée ne se laisse pas dilater, si l'orifice vulvaire, opposant une trop grande résistance, ne cède pas à la pression de la tête, il en résulte que tout l'effort se fait sentir au centre du périnée, qui se rompt ou se gangrène consécutivement.

Je ne dois pas indiquer ici ni les symptômes ni la marche de la résistance du périnée, renvoyant pour ce point aux ouvrages spéciaux dans lesquels cette question est traitée complétement. Cependant, je pense que nous devons

nous demander à quoi elle est dûe, pour voir si on peut
en tirer quelque indication pratique relativement à la
déchirure.

On avait dit, jusqu'à ces derniers temps, que c'était la
contraction des muscles qui s'opposait le plus au relâ-
chement du périnée. M. Joulin refuse aux muscles cette
action, qu'il attribue aux plans aponévrotiques. Se fon-
dant sur des principes de physiologie, il fait observer
que la compression longtemps prolongée, comme cela a
lieu pendant que la tête appuie sur le périnée, amène la
paralysie des fibres musculaires; de plus, que la distension d'un muscle, au lieu d'augmenter sa résistance, la
diminue, et que le muscle n'en a que moins de force,
Puis il fait remarquer le peu d'action que doivent avoir
les muscles du périnée, pour résister aux contractions
énergiques des muscles de l'abdomen et de l'utérus.

A côté de cette opinion, peut-être trop exclusive, nous
en trouvons une autre qui mérite d'être sérieusement
prise en considération. Ainsi, M. P. Dubois, dans une
communication à l'Académie de médecine, faisait observer l'extrême laxité des muscles du périnée, et la rapidité avec laquelle on obtenait la dilatation du plancher
pelvien, sous l'influence du chloroforme. Il croit donc
que les muscles s'opposent à la dilatation du périnée.
MM. les professeurs Depaul et Pajot reconnaissent que
la résistance est diminuée par le chloroforme. Les muscles perdant leur action, il en résulte que les plans aponévrotiques se laissent distendre plus aisément. Mais
tout en reconnaissant cette paralysie sous l'influence de
l'anesthésie, ils ne parlent pas de la paralysie des muscles

par compression de la tête. Ils croient que les muscles peuvent retarder le travail. Nous pensons que la résistance du périnée peut tenir aux muscles et aux plans aponévrotiques.

Nous renvoyons au chapitre des moyens propres à empêcher les déchirures, pour les indications thérapeutiques.

Une seule remarque pour terminer, et elle a, je crois, de l'importance. C'est que la distension des parties qui ne se laissent pas dilater facilement est douloureuse, et il en résulte deux choses : d'abord, pour diminuer la douleur, la femme pousse moins et retient autant que possible ses efforts. Elle s'agite dans son lit, et peut prendre des positions mauvaises qui favorisent la déchirure. La deuxième conséquence est l'inverse. La douleur du périnée excite les contractions réflexes de l'utérus et des muscles abdominaux, et les efforts n'en sont que plus violents. Le chloroforme, en faisant cesser la douleur, peut être d'une certaine utilité dans ces cas.

*Une déchirure à un accouchement antérieur prédispose-t-elle à une nouvelle rupture?* Plusieurs cas peuvent se présenter. Si la réunion ne s'est pas faite, il est bien probable que la vulve ne se rompra pas aux accouchements suivants.

Mais je suppose que la réunion ait été obtenue complétement. Même dans ce cas, on doit peu craindre une nouvelle déchirure. D'abord nous savons combien elles sont rares chez les multipares. Que le périnée ait été rompu ou non, les parties ont subi une première fois une distension considérable, et n'ont jamais recouvré cette fermeté qu'elles présentent chez les primipares.

On ne peut plus compter les cas dans lesquels, un premier accouchement s'étant accompagné de rupture qui a été réunie, le deuxième n'a amené aucune lésion du périnée. La première malade opérée par Roux au moyen de la suture, accoucha l'année suivante sans la moindre éraillure.

Dupuytren opéra, en 1805, une jeune fille qui portait une déchirure complète. Au bout d'un mois, la malade fut obligée de retourner chez elle ; et comme la réunion ne s'était pas faite, Dupuytren laissa les fils, qui ne furent retirés que longtemps après par un autre médecin. Il revit la malade dans les conditions suivantes : « Trois ou quatre ans plus tard, dit-il, je vis entrer dans mon cabinet de consultations un homme et une femme ; mais celle-ci se tenait en arrière et me faisait signe, comme pour m'inviter à la prudence. L'homme (c'était son mari) m'exposa qu'il n'avait pu consommer le mariage, et qu'il désirait savoir de moi si c'était sa faute ou celle de sa femme. Je la visitai. Je trouvai l'ouverture du vagin très-étroite et regardant en avant. En arrière, le périnée était parcouru par une longue et forte cicatrice. Je conseillai à l'époux de renouveler ses efforts qui furent enfin couronnés de succès. Sa femme devint enceinte, et accoucha, chose remarquable, *sans qu'il se fît de nouvelle déchirure.* Cette femme était celle que j'avais opérée quelques années auparavant. » (Dupuytren, *Gazette médicale*, 1832.)

Ce cas m'a paru intéressant à plusieurs points de vue, et c'est ce qui m'a engagé à le rapporter ici.

M. Robert communiqua, en 1849, à la Société de chirurgie l'observation d'une femme qu'il avait guérie d'une déchirure complète au moyen de la suture. Deux ans après, elle accoucha de nouveau ; le périnée résista bien, mais la cloison recto-vaginale se rompit. La même année, M. Danyau cita deux cas où, après une déchirure réunie par suture, un accouchement ultérieur se fit sans accident. On trouve dans la science d'autres cas analogues. Je me bornerai à mentionner le cas suivant, que j'ai observé chez une femme accouchée, deux ans auparavant, d'un enfant à terme, après treize heures de travail. Elle avait eu une déchirure complète du périnée, n'intéressant pas l'anus, et que M. le docteur Guyon avait réunie avec des serres-fines. Cette femme vint à l'hôpital Cochin pour une nouvelle grossesse, et accoucha le 7 novembre 1867. L'enfant se présentait par le siége en position sacro-iliaque gauche antérieure. Le décollement du placenta inséré sur l'orifice amena une hémorrhagie abondante ; et, après une heure et demie de travail, on fut obligé de pratiquer *promptement* l'extraction de l'enfant. Il n'y eut pas la moindre déchirure de la vulve, ni du périnée. La malade mourut dix heures après, et, à l'autopsie, on trouva sur la partie médiane du périnée une saillie linéaire tout à fait semblable à celle qui existe normalement en ce point. Il n'y avait aucune lésion nouvelle. Quant à la cicatrice, elle était extrêmement solide, puisqu'en exerçant des tractions très-violentes sur le périnée, nous ne parvînmes qu'à déterminer une rupture dans un point voisin. Mais la cicatrice résista.

C'est ici le moment de se demander quel rôle joue une

déchirure non réunie relativement aux accouchements ultérieurs.

Velpeau dit que l'accouchement n'est guère plus libre après une déchirure complète, « car c'est le détroit os- « seux et non le périnée qui peut mettre obstacle au « passage de la tête du fœtus. » Nous croyons cependant, et c'est l'opinion généralement admise, que l'accouche- ment se fera plus rapidement s'il n'y a pas de périnée à résister. Ne sait-on pas que la même femme accouche plus vite à un troisième, à un quatrième enfant qu'au pre- mier? Et pourtant les parties osseuses n'ont pas pu, en quelques années, faire varier les dimensions du détroit inférieur; la seule condition qui ait changé, c'est la ré- sistance du périnée, qui est moindre. Supprimez le pé- rinée, et vous supprimez du même coup une cause de retard dans la marche du travail.

La *rapidité du travail* par contractions énergiques, in- cessantes, mal dirigées, qu'elles soient naturelles ou pro- voquées par l'ergot de seigle, prédispose aux déchi- rures. Les contractions répétées de l'utérus, ne laissant pas aux tissus le temps de se dilater lentement, détermi- nent des ruptures parfois étendues de la vulve, du pé- rinée, du vagin et du col utérin. Et ce sont là les moin- dres inconvénients du travail trop prompt.

Quand la tête reste trop longtemps au passage, les tissus sont contus, meurtris et deviennent friables. Aussi, lorsque les dernières douleurs arrivent, elles auront de grandes chances d'en amener la déchirure ou la perfora- tion. Et si la lésion n'est pas immédiate, elle pourra ar- river dans quelques jours, au moment de la chute d'une

escharre déterminée par cette pression trop longtemps
continuée. Ces ruptures consécutives du périnée ne sont
pas très-rares, et souvent, d'après les auteurs, ont causé
des déchirures centrales.

Pour nous rendre compte de l'influence de la durée du
travail sur la production des déchirures, nous avons
réuni, dans le tableau suivant, en regard du nombre
d'heures de travail, le nombre d'accouchements et le
nombre des déchirures.

| Durée du travail. | Nombre d'accouchements. | Nombre de déchirures. | Durée du travail. | Nombre d'accouchements. | Nombre de déchirures. |
|---|---|---|---|---|---|
| 1 heure | 6 | » | 17 heures | 4 | 1 |
| 2 | 16 | 3 | 18 | 3 | 1 |
| 3 | 42 | 3 | 19 | 3 | 1 |
| 4 | 16 | 2 | 20 | 4 | » |
| 5 | 42 | 8 | 21 | 4 | » |
| 6 | 52 | 6 | 22 | 3 | 2 |
| 7 | 51 | 10 | 23 | 2 | » |
| 8 | 39 | 11 | 25 | 3 | 3 |
| 9 | 43 | 12 | 26 | 2 | 2 |
| 10 | 30 | 7 | 27 | 1 | » |
| 11 | 35 | 8 | 29 | 1 | » |
| 12 | 16 | 15 | 31 | 1 | » |
| 13 | 23 | 6 | 32 | 1 | » |
| 14 | 9 | » | 34 | 1 | 1 |
| 15 | 15 | 6 | 48 | 1 | » |
| 16 | 11 | 3 | 52 | 1 | » |
|  |  |  | 53 | 1 | » |

*L'œdème de la vulve* n'est point rare, et tient à ce que la
circulation veineuse est gênée par le développement de
l'utérus. La vulve peut être extrêmement tuméfiée, les
grandes lèvres venant oblitérer d'une façon sérieuse l'ori-

fice vaginal. Aussi quand ces parties, déjà distendues
par la sérosité, subiront une nouvelle tension pour le
passage de la tête, il sera presque inévitable de voir se
produire quelque déchirure. Nous avons observé cinq
cas d'œdème prononcé s'étant tous accompagnés de
déchirures.

*Syphilis*. Les chancres, les plaques muqueuses de la
fourchette, assez fréquentes chez la femme syphiliti-
que, rendent les déchirures plus faciles. En effet, l'effort
qui porte sur un point rendu plus friable par la destruction de sa muqueuse amènera sans peine une rupture.
J'ai vu un cas de déchirure se produire dans ces cir
constances.

Une *oblitération partielle* de l'orifice du vagin par brides
cicatricielles venues à la suite de ruptures, d'ulcérations,
de brûlures, prédisposerait encore à la déchirure. Il en
serait de même de l'adhérence des grandes lèvres, qui a
été notée comme donnant lieu aux déchirures centrales.

Une *tumeur* solide des grandes lèvres, un *abcès*, un
*kyste*, en diminuant les dimensions de la vulve, favorisent aussi les déchirures.

Enfin l'on a accusé de produire les ruptures périnéales
une foule de conditions dont l'influence est loin d'être
prouvée. Aussi je ne veux pas en faire une énumération
qui ne présenterait aucun intérêt.


### 2° *Conditions venant de l'enfant.*


L'enfant peut, dans certaines circonstances, devenir
une cause de déchirures, soit qu'il ait un volume trop

considérable, soit qu'il ne se présente pas dans de bonnes conditions. Mais, disons-le de suite, ces causes agissent d'une façon moins absolue et bien moins souvent que celles qui viennent de la mère. Tout dépend de la grosseur relative du fœtus. Nous allons étudier les principales, celles dont l'action nous paraît le mieux démontrée.

Il est des circonstances où *l'état du fœtus* ne permet pas d'attendre la dilatation progressive du périnée. Lorsque le travail a déjà duré longtemps sans que la tête soit sortie de l'excavation, quand surtout les eaux sont écoulées depuis un certain temps, ou qu'une hémorrhagie abondante est survenue, l'enfant peut souffrir. Il en est de même quand des contractions trop énergiques viennent gêner la circulation utéro-placentaire. Alors les battements du cœur deviennent plus petits, plus lents et irréguliers. L'indication est précise, il faut se hâter de terminer l'accouchement si l'on veut avoir un enfant vivant encore. Que l'on fasse la version ou qu'on applique le forceps, on ne pourra pas laisser au périnée le temps de se distendre peu à peu, et des ruptures se produiront, surtout si l'on n'a pas eu soin d'inciser la vulve latéralement.

On a noté comme causes de déchirures le *passage de l'épaule postérieure*, surtout lorsque l'expulsion du fœtus a été rapide. Velpeau insiste sur cette cause. Chailly va plus loin; il croit que la plupart des déchirures sont produites par le *passage du diamètre bi-acromial*, à l'exclusion de la tête, parce qu'on néglige de soutenir le périnée à ce moment. Un accoucheur de Saint-Pétersbourg, M. Hoeft, a fait des recherches exactes dans le but de savoir si le passage des épaules déterminait, oui ou non, la déchirure. Pour cela, il a mesuré la circonférence des épaules et celle de la tête dans 133 cas, et voici à quels résultats il est arrivé : dans 78 cas la circonférence des épaules était un peu plus petite que celle de la tête. Dans 21 cas elle était égale, et dans 34 cas elle était un peu plus grande. Il en conclut que c'est seulement quand l'enfant est volumineux que l'on doit craindre des déchirures par le passage rapide des épaules.

Nous ne savons pas au juste quelle est la fréquence relative des déchirures produites par la tête ou par les épaules. Mais nous avons assez souvent remarqué que le périnée se rompait pendant le passage des épaules, alors qu'il avait résisté à la distension produite par la tête.

Ce n'est pas seulement le volume des épaules qui peut occasionner la lésion qui nous occupe ; c'est encore la manière dont le dégagement se fait. Lorsque la tête est sortie, on se croit souvent obligé de tirer dessus, pour amener l'enfant. Cette manœuvre, qui peut être utile dans certains cas, ne laisse pas les épaules se rapprocher et diminuer peu à peu de volume en se moulant sur les parties osseuses. Aussi la déchirure en est-elle souvent la conséquence.

Dans un accouchement par l'extrémité pelvienne, lorsque l'on exercera des tractions trop fortes sur le corps déjà à moitié sorti, on pourra, entre autres inconvénients, relever les bras le long de la tête. Le dégagement du fœtus qui pourrait à la rigueur se faire dans cette position s'il était peu volumineux amènerait, d'après les auteurs, la rupture du périnée.

La *présentation de la face* passe pour causer souvent des ruptures du périnée qui se feraient même d'arrière en avant. Sur cinq présentations de la face que nous avons observées, nous n'en avons vu qu'une seule déterminer une déchirure; ce qui nous porte à croire que l'influence de cette cause n'est pas très-grande.

Les *positions occipito-postérieures* sont accusées aussi de produire fréquemment des déchirures. M. Joulin, dans son *Traité d'accouchements*, dit que dans cette position, la tête étant fléchie sur la poitrine, et n'ayant aucune tendance à suivre l'incurvation du sacrum, le périnée supporte tout le poids des efforts, et subit une distension énorme, ayant trop souvent pour résultat de déchirer son bord antérieur dans une étendue variable. On a même vu la déchirure centrale dans ce cas.

Cazeaux (7ᵉ édition, *Traité d'accouchements*) dit que dans les accouchements spontanés, quand l'occiput reste en arrière, il est bien difficile d'éviter la rupture du périnée. C'est alors, dit-il, que surviennent ces larges déchirures centrales.

Sur neuf cas de présentations occipito-postérieures persistantes, nous n'avons pas noté de déchirures.

On a dit que le *petit volume de la tête*, lui permettant d'éviter l'action directrice du sacrum, amenait des ruptures.

Une cause dont l'influence est mieux démontrée, c'est l'*augmentation du volume* de l'enfant, due à l'hydrocéphalie, l'ascite, l'hydrorachis, etc. Il en serait de même des monstruosités doubles.

On a aussi noté le volume plus fort des garçons. Cela n'a rien d'absolu

Enfin on a attribué une certaine influence à l'absence de chevauchement des os de la tête soudés ensemble et dont les fontanelles sont ossifiées.

### 3° *Conditions venant de l'accoucheur.*

L'accoucheur peut devénir une cause de déchirures de deux façons, soit directement, en se livrant à des manœuvres imprudentes ou mal dirigées, soit indirectement, quand, se bornant à rester simple spectateur, il ne surveille pas la femme ou n'intervient pas dans les cas même ordinaires.

Il est généralement admis que, si dans certaines circonstances on a eu à déplorer des ruptures profondes, la cause en était à l'accoucheur. Cependant les auteurs ne sont pas d'accord sur ce point; les uns prétendent qu'il est impossible, quoi qu'on fasse, de protéger un périnée qui menace de se rompre, les autres pensent, avec juste raison, je crois, qu'en prenant certaines précautions, on peut, dans beaucoup de cas, empêcher la rupture. M. Depaul dit que la plupart des déchirures peuvent être reprochées à l'accoucheur, et les hommes les plus compétents partagent cette opinion. D'abord la position de la femme n'est pas sans importance, et l'accoucheur ne doit pas l'oublier. Le point essentiel, c'est de voir. Il faut pouvoir surveiller les progrès de la distension pour être prêt à agir. Aussi doit-on repousser bien loin, comme nuisible, ce précepte que l'on donne encore quelquefois, de ne pas découvrir les femmes pendant la terminaison de l'accouchement. Comment, en effet, pourra-t-on apprécier le moment où il devient utile de soutenir le périnée, si on ne voit pas à quel degré d'amincissement et de distension il est parvenu ? Ce serait s'exposer volontairement à des accidents qu'on pourrait prévenir, et dont la déchirure n'est peut-être pas le plus grave.

Le décubitus dorsal nous paraît préférable, parce qu'il permet de bien surveiller les parties et de s'opposer avec plus de fruit à leur rupture. Toutefois, le décubitus latéral, si employé en Angleterre, pourra, suivant les auteurs, être utile quand il s'agira de ralentir ou diminuer les contractions trop rapprochées ou trop énergiques.

Le rapprochement des jambes pourra aussi diminuer la tension du périnée, en permettant à la peau voisine de prêter. Mais je crois que l'on s'est exagéré les avantages de cette position latérale, et je ne sache pas que chez nos voisins d'outre-Manche on observe moins souvent les déchirures du périnée.

Il est très-nuisible que le bassin de la femme soit englouti dans un lit trop mou. Il faut que le plancher périnéal soit bien à découvert, afin de pouvoir engager la femme à ne pas trop pousser quand cela sera devenu nécessaire, afin surtout d'avoir toutes les facilités pour soutenir le périnée au moment favorable.

L'accoucheur aura soin de faire comprendre à la femme l'importance qu'il y a pour elle à ne pas s'éloigner, à ne pas se porter en arrière au moment de l'expulsion de l'enfant. Les femmes s'éloignent ainsi de la main de l'accoucheur par un mouvement instinctif, pour diminuer la douleur ; or, non-seulement elle n'est diminuée en rien, mais il peut en résulter des accidents.

Il ne faut pas laisser la femme se lever, vers la fin du travail, pour satisfaire un besoin souvent factice d'aller à la garde-robe, car l'expulsion de l'enfant, qui pourrait survenir dans ce moment, s'accompagnerait d'une lésion du périnée que l'on aurait pu éviter.

On devra bien se garder d'une manœuvre inutile, sinon nuisible, et qui consiste à avoir continuellement un ou deux doigts dans le vagin, et à le dilater, le tirailler dans tous les sens, sous prétexte de favoriser la distension du périnée. Cette manœuvre enlève les mucosités qui recouvrent la muqueuse et rendent le glissement de la tête plus facile. De plus, elle a l'immense inconvénient de provoquer les contractions réflexes de l'utérus, à un moment où souvent il faut engager la femme à modérer ses efforts d'expulsion.

Enfin, la négligence à soutenir le périnée est, pour beaucoup d'auteurs, une cause qui favorise la déchirure ; et c'est à tort, selon nous, que non-seulement on a nié l'utilité de cette manœuvre, mais encore qu'on l'a regardée comme nuisible. Je me propose d'étudier cette question lorsque je passerai en revue les moyens d'empêcher les déchirures, et de voir si, oui ou non, il est utile de soutenir le périnée.

Mais il est des cas où l'accoucheur doit agir soit avec des médicaments, soit avec la main, soit avec des instruments, et où il peut devenir une cause de déchirures.

Je ne ferai que rappeler l'emploi inopportun du seigle

ergoté. Il faut, a-t-on dit, en être avare, surtout chez les primipares. Quand le travail n'avance pas, c'est bien souvent à la résistance du périnée qu'il faut attribuer ce retard. Le seigle, dans ces cas, détermine la rupture.

Dans des circonstances heureusement rares, l'accoucheur, en introduisant une branche de forceps ou tout autre instrument, avec violence, a perforé la muqueuse et pénétré dans le tissu cellulaire voisin.

La déchirure du périnée peut se produire dans un autre cas encore, par la faute de l'accoucheur.

Je suppose une application de forceps, la tête est amenée à la vulve. Soit par résistance du périnée, soit pour toute autre cause, elle tient encore. Alors on augmente les forces de traction ; et si par malheur le forceps, ne tenant pas la tête assez fortement, vient à déraper, l'ampliation rapide que la vulve subira amènera des ruptures ; et il n'est pas nécessaire pour cela que le forceps s'échappe complétement, il suffit qu'il glisse un peu, et saisisse la tête par un diamètre plus considérable que le bi-pariétal.

M$^{me}$ Lachapelle recommande, lorsque la tête est à la vulve, de désarticuler le forceps et de retirer séparément chacune des branches, parce que leur présence, augmentant le volume de la tête, peut favoriser une déchirure. Je crois que ce précepte a de l'inconvénient au point de vue de l'enfant, sans avoir d'avantages pour la mère.

Dans bien des cas, en effet, le fœtus ne peut rester sans danger au passage pendant quelque temps, et il faut terminer l'accouchement sans tarder, et surtout sans être

obligé de réappliquer l'instrument. Puis, la diminution
de volume presque insignifiante qu'on obtient en enle-
vant le forceps, ne doit pas, ce me semble, être prise sérieusement en considération ; car la compression modé-
rée qu'il fait subir à la tête compense avantageusement
la petite augmentation de volume qu'il lui donne.

Dans tous les cas, on doit se rappeler qu'à la fin de
l'extraction, il faut agir avec une grande lenteur pour
laisser la vulve se distendre. C'est bien souvent la préci-
pitation à ce moment qui amène des déchirures.

# PRÉCAUTIONS A PRENDRE



Nous admettons d'abord, en nous appuyant sur l'autorité des auteurs les plus recommandables, et sur nos propres observations, qu'il dépend de l'accoucheur, du moins dans l'immense majorité des cas, d'empêcher les grandes déchirures du périnée. S'il est des circonstances où l'intervention n'est pas nécessaire, jamais elle ne sera nuisible, et deviendra souvent fort utile quand elle sera appliquée avec intelligence.

Pour cela, il y a certaines manœuvres à exécuter, certaines précautions à prendre; et bien qu'elles n'empêchent pas dans tous les cas la lésion de se produire, il ne faut pas moins les mettre toujours en usage, car on ne sait pas d'avance ce qu'il adviendra dans un cas donné.

Parmi ces précautions, il en est qui sont antérieures à l'accouchement, il en est d'autres que l'on n'emploie qu'au moment de la sortie du fœtus.

On se trouve souvent bien, surtout chez les primipares, de prescrire, dans les derniers temps de la gros-

sesse, quelques bains qui auront pour effet d'assoupli.
les parties génitales, et de les préparer à la distension
qu'elles doivent subir. Il faut qu'ils se prolongent pendant environ un heure, à moins que des contre-indications
ne forcent à en raccourcir la durée. Ces bains, qui n'ont
pas les inconvénients qu'on a voulu leur attribuer, ont
l'avantage de faciliter le travail de l'accouchement en diminuant les douleurs lombaires souvent si pénibles, et
en aidant à la dilatation du col.

Si la vulve est infiltrée, il faudra redoubler d'attention
au moment du passage de l'enfant. Des incisions latérales peuvent être indiquées, surtout pour des femmes
très-étroites, et lorsque l'état de l'enfant ne permet pas
d'attendre une dilatation progressive du périnée. Nous
y reviendrons. Si on reconnaît l'œdème vulvaire avant
l'accouchement, on peut tirer quelque avantage de petites mouchetures. Par le dégorgement qu'elles produisent, elles rendent aux parties un peu de la souplesse
qu'elles ont perdue. On pourra les renouveler plusieurs
fois à quelques jours d'intervalle.

Si un kyste, un abcès des grandes lèvres venaient entraver le travail, il faudrait les ponctionner, quitte à appliquer plus tard un traitement plus radical au kyste.

L'adhérence des grandes lèvres, survenant pour une
cause quelconque pendant la grossesse, occasionnera une
rupture si on ne les sectionne pas dans une étendue suffisante.

Souvent, chez les primipares surtout, l'orifice vulvaire est insuffisant, malgré la dilatation, pour le passage du fœtus. Une rupture du périnée devient imminente.

On pourra souvent éviter le mal en *incisant la vulve*. Cette incision est conseillée par la généralité des accoucheurs. Mais où la faire, comment la faire, quelles dimensions faut-il lui donner? Voilà différentes questions qui se présentent, et sur lesquelles les auteurs ne sont pas tous d'accord.

1° *Où faire l'incision?* — Les Allemands conseillent l'incision du périnée lui-même, afin d'avoir une plaie régulière, non contuse, dont les lèvres pourront par conséquent se reprendre plus facilement. Les auteurs qui emploient cette méthode en font même abus, puisqu'ils la conseillent souvent quand il n'y a pas menace sérieuse de rupture.

Beaucoup d'accoucheurs, et nous nous rangeons à leur avis, croient les incisions latérales bien préférables. Ce n'est point, ainsi qu'on l'a dit, qu'elles soient moins baignées par les lochies; mais la partie médiane du périnée, étant moins riche en vaisseaux, aura moins de tendance à se réunir. Un autre motif plus sérieux qui doit faire rejeter l'incision périnéale, c'est qu'elle est précisément dans la direction de l'anus; et si vous n'avez pas fait votre incision assez longue, si, pour une raison ou pour une autre, elle n'a pas donné à la vulve une ampleur suffisante, vous aurez commencé une déchirure qui se continuera facilement jusqu'à l'anus, et pourra même l'intéresser tandis que vous vouliez l'éviter. Ces raisons sont bien suffisantes pour faire rejeter l'incision médiane du périnée.

Restent les incisions latérales, soit sur les grandes lèvres, soit sur le périnée lui-même.

Les incisions latérales qui se pratiquent sur le périnée partent de la fourchette et vont en divergeant. Dans le cas même où elles se prolongeraient, elles n'intéresseraient pas l'anus.

Les incisions des grandes lèvres, conseillées par la plupart des accoucheurs français, ne se font pas toujours au même point. Ainsi MM. Dubois, Depaul, les font vers le tiers postérieur. M. Joulin incise vers le quart postérieur, dans un point où on évitera la blessure du canal excréteur de la glande vulvo-vaginale, qui peut donner lieu à une fissure douloureuse et longue à se cicatriser. J'ai dit plus haut que la déchirure des grandes lèvres se faisant un peu au-dessous du diamètre transversal séparant la vulve en deux, il me semble que c'est là que l'incision devra être pratiquée de préférence. Elle sera oblique ou perpendiculaire à la grande lèvre, peu importe ; l'essentiel est que, si elle se continue, elle n'atteigne pas le rectum.

2° *Quelle longueur donner à l'incision ?* — On dit généralement qu'en incisant de chaque côté une longueur de 1 centimètre, on aura une dilatation suffisante. Nous croyons inutile de faire des incisions plus profondes ; si elles ne le sont pas assez, elles le deviendront par le passage de l'enfant. Je sais bien que la plaie ainsi prolongée sera peut-être irrégulière, contuse, mais elle n'en guérira pas moins facilement pour cela. Ne vaut-il pas mieux s'y exposer dans quelques cas, que de faire des débridements trop considérables ?

Il faut attendre pour faire l'incision que la distension soit telle que l'on soit menacé d'une rupture.

3° *Comment faire l'incision ?* — Chailly, MM. P. Dubois, Verrier, conseillent de faire l'incision avec des ciseaux mousses, Cazeaux avec un bistouri boutonné. Le choix de l'instrument me paraît de peu d'importance.

Si l'on se sert des ciseaux, on glisse une des lames à plat entre la partie fœtale et la grande lèvre, et en la relevant, on coupe à la profondeur voulue. Emploie-t-on le bistouri boutonné, on le glisse également à plat, et on incise en relevant le manche. Cette petite incision est quelquefois suivie d'une hémorrhagie due à la section d'une artériole. Elle s'arrête d'ailleurs facilement. On pourra réunir ces plaies comme les déchirures, et pour cela des serres-fines seront très-utiles. Nous en parlerons plus loin.

Si les contractions utérines sont trop énergiques, il faudra, dès le début, faire coucher la femme; on prescrira des lavements laudanisés, et l'on aura soin de retarder autant que possible la rupture des membranes, rupture qui amène toujours une recrudescence dans les contractions.

Ce sont surtout les douleurs trop fortes pendant la période d'expulsion qu'il faudra redouter. On essayera de faire comprendre à la femme qu'il y va de son intérêt de modérer autant que possible ses efforts. C'est alors que le chloroforme sera très-utile en supprimant les douleurs, et par suite les contractions réflexes de l'utérus et des muscles abdominaux.

Dans les cas de résistance exagérée du périnée, il y a plusieurs indications très-utiles à remplir. D'abord il est de la plus grande importance de bien la reconnaître, pour se garder d'employer le seigle ergoté ou d'autres moyens propres à activer la marche du travail. Leur action serait des plus nuisibles, non-seulement pour la mère, mais encore pour l'enfant. On se trouve entre deux alternatives : ou bien laisser l'utérus s'épuiser en contractions impuissantes, ou l'aider par une application de forceps. C'est à celle-ci qu'il faut s'arrêter, après avoir employé toutefois les moyens conseillés contre la résistance du périnée, applications émollientes, bains, etc. On appliquera le forceps rapidement, parce qu'il est arrivé quelquefois de voir les douleurs augmenter aussitôt après l'introduction de la première branche et l'enfant sortir en déterminant une déchirure. Une fois l'instrument appliqué, il faut tirer avec la plus grande lenteur, et même résister si les contractions chassent l'enfant avec trop de violence.

Le chloroforme a été employé avec succès dans les cas qui nous occupent. On sait, en effet, que pendant l'anesthésie, les muscles abdominaux et l'utérus continuant à se contracter régulièrement, les parties musculaires du périnée et du vagin sont relâchées. Mais toutefois, la confiance dans l'anesthésie ne doit pas empêcher de prendre d'autres précautions. Nous croyons que le chloroforme, qu'on a accusé d'amener la déchirure du périnée, est loin de pouvoir causer cet accident. Tout au plus pourra-t-il avoir peu d'efficacité, si la résistance est due à la rigidité des parties aponévrotiques. Même alors, la résistance musculaire étant enlevée, les plans fibreux seront plus facilement distendus.

Mais toutes ces précautions n'excluent point la dernière dont il nous reste à parler et que nous croyons la plus importante. Il faut obtenir une *dilatation graduelle des parties*, en s'opposant à la sortie trop prompte du fœtus. Pour cela il faut soutenir le périnée, ou employer d'autres procédés qui conduisent au même but. A part les cas où l'état de souffrance du fœtus, où un accident du côté de la mère demandent une prompte terminaison, l'accoucheur doit se rappeler que la vulve et le périnée doivent toujours céder peu à peu.

Presque généralement admise et pratiquée, la manœuvre qui consiste à soutenir le périnée a été regardée comme inutile par certains auteurs. Il y a eu à ce sujet des discussions qui s'expliquent bien par l'importance que l'on attache à l'intégrité du périnée. Car, ainsi que l'a dit Chailly : « Le périnée est une toile d'araignée à laquelle est attaché, d'un côté l'avenir moral de la femme, de l'autre côté, l'avenir moral et physique de l'accoucheur. » Aussi nous permettra-t-on d'insister avec quelques détails sur ce sujet.

D'abord *est-il utile de soutenir le périnée?* Si nous nous appuyons sur l'autorité des accoucheurs modernes, voici ce que nous trouvons :

M. Jacquemier conseille de soutenir le périnée, tout en disant qu'il est difficile de se faire une idée exacte de l'utilité qu'il peut y avoir à le faire, puisque souvent, chez les primipares qui accouchent sans être assistées, les parties génitales externes conservent leur intégrité. Puis il ajoute : « Une déchirure un peu étendue, lorsque les parties sont dans l'état normal, accuse presque toujours un défaut d'attention ou une connaissance inexacte

des soins à donner à la femme pendant ce temps de l'accouchement. »

Madame Lachapelle conseille ausssi de soutenir le périnée pour en éviter la déchirure.

M. Stoltz reconnaît l'utilité de cette manœuvre. « Ce
coup de main, dit-il, au moment ou l'extrémité fœtale
franchit la vulve, a son utilité, s'il est appliqué d'une
manière réfléchie, rationnelle et en temps opportun. »
(*Diction. de méd. et chir. prat.*)

Velpeau, tout en reconnaissant que le périnée ne se
déchire pas moins le plus souvent, quoi qu'on fasse, recommande cependant de le soutenir.

MM. Désormeaux et P. Dubois, dans le dictionnaire
en trente volumes, conseillent aussi de soutenir le périnée. Cazeaux dit que pendant les derniers moments
l'accoucheur doit mettre toute son attention à soutenir le
périnée.

En présence de cette opinion, nous trouvons celle
des auteurs qui nient l'utilité de l'intervention : Mende,
Schmitt, Ritgen, Hoeft, cités par M. Joulin. Sur 505 accouchements dans lesquels on soutint le périnée avec
soin, M. Hoeft a observé 25 déchirures, un peu plus de
5 0/0. Sur 700 accouchements faits sans soutenir le périnée, il a vu 33 déchirures, un peu moins de 5 0/0. Mais
il y eut seulement 2 lésions importantes dans le premier
groupe, et 14 dans le deuxième.

Entre soutenir le périnée et ne pas le soutenir du tout,
quelques auteurs ont pris un moyen terme. Partant de
cette idée que la main appliquée sur le périnée agit en
s'opposant à la sortie trop brusque du fœtus, ils pensent

arriver au même but en appuyant les doigts sur la partie
fœtale qui se présente. Ce procédé, indiqué par M. P.
Dubois, est adopté par M. Joulin qui le trouve bien préféra-
rable. Il fait cependant exception pour les présentations
occipito-postérieures persistantes, où il conseille l'application de la main contre le périnée. Il dit qu'en appli-
quant seulement les doigts sur la tête on voit mieux, et
que l'on est maître de retenir ou de laisser sortir le fœtus
au moment que l'on juge le plus favorable. Si une main
n'est pas suffisante, il faut, dit-il, lui superposer l'autre
main.

Il me semble que la main appliquée sur le périnée
n'agit pas seulement en modérant la sortie de l'enfant.
D'abord la pression qu'elle exerce d'arrière en avant a
pour effet de fournir à la tête un plan résistant, et de
l'aider à exécuter son mouvement de rotation autour du
pubis, résultat que l'on ne peut pas obtenir par l'application de deux ou trois doigts. Et d'ailleurs, ces doigts ap-
puyés sur la tête, ont-ils assez de force pour résister à
l'impulsion que subit le fœtus ?

Mais ce n'est pas tout. La main, pressant le périnée
contre la tête, empêche la distension de se produire seulement au milieu où la pression est plus forte, et elle
répartit cette pression sur les parties voisines.

Si l'on reconnaît l'utilité de soutenir le périnée, comment faut-il s'y prendre pour le faire le plus avantageusement possible ? A quel moment le faire ? Là encore, il
y a divergence d'opinions.

M. Depaul (*Dictionn. encyclop.*) croit que les préceptes
généralement donnés sont mauvais. «On conseille, dit-il,

de soutenir le périnée, c'est-à-dire d'embrasser avec la face palmaire de la main cette région devenue saillante, et d'augmenter ainsi sa résistance, chaque fois que la femme se livre à de nouveaux efforts. Cette manœuvre a pour inconvénient de cacher la partie qu'il faut sur-veiller, et de laisser des déchirures parfois considérables s'opérer sous la main. » Plus loin, il ajoute : « Ce n'est pas à augmenter la résistance du périnée, mais à lui laisser le temps de se distendre doucement que doivent tendre tous nos soins. »

Le moment le plus favorable pour intervenir, c'est lorsque le périnée est distendu. Il est inutile et même nuisible d'agir plus tôt, car on retarde le travail en empêchant la descente du fœtus.

Il ne faut soutenir que pendant la douleur ; dans l'intervalle des contractions, la tête ne presse plus sur la vulve, toute intervention est inutile. Mais il faut être tout prêt à agir à la prochaine douleur.

Doit-on appliquer la main directement sur le périnée, ou interposer un linge enduit de cérat, comme on l'a quelquefois conseillé ? Ce moyen est mauvais ; il empêche de voir les parties que l'on veut surveiller, et il serait bien difficile de lui trouver quelque utilité. Celle qu'il aurait de protéger la main contre les liquides qui s'écoulent de la vulve ne mérite pas d'être prise en sérieuse considération. Nous pensons, d'accord avec la plupart des accoucheurs, qu'il faut appliquer directement la main sur le périnée.

Quand la femme est dans le décubitus dorsal, on soutient généralement le périnée de la façon suivante : la

main gauche, si l'on est à gauche de la femme; la droite,
si l'on est à droite, est placée transversalement. Le
bord radial est dirigé vers la fourchette, le pouce relevé
entre la grande lèvre et la cuisse, les doigts dirigés du
côté opposé. De cette façon, la paume de la main embrasse complétement la saillie que forme la tête recouverte par le périnée. La pression doit se faire de telle
façon qu'elle soit plus forte vers l'anus.

Il est un précepte dangereux, que l'on donne pourtant
quelquefois, et qui consiste à découvrir la partie fœtale
en repoussant la commissure vers l'anus. On rend ainsi
la déchirure plus facile.

Il faut soutenir de toute la paume de la main. Il est
inutile de vouloir rapprocher avec l'extrémité des doigts
et le talon de la main les deux côtés du périnée, comme
on l'a conseillé. On ne donne pas ainsi plus d'ampleur
au plancher périnéal. Il en est de même du procédé qui
consiste à ramener avec les deux mains la peau des
fesses.

Je ne discuterai pas la question de savoir si l'accoucheur doit se placer à la droite ou à la gauche de la
femme. Il est souvent obligé de se plier aux conditions
dans lesquelles il se trouve, et peut agir aussi bien avec
l'une et l'autre main.

Il est une remarque que nous avons bien souvent
faite; c'est que le bord radial de la main qui soutient se
trouve trop bas, ce qui fait que la commissure n'est pas
bien protégée, et se rompt dans des cas où on aurait dû
l'empêcher.

Il existe une autre manière de soutenir le périnée, qui

présente bien quelques avantages, et que certains accoucheurs emploient de préférence : la main est appliquée
contre le périnée, et l'embrasse dans le sens de sa longueur, l'extrémité des doigts étant tournée vers l'anus.
En mettant le talon de la main bien au niveau de la commissure postérieure, et exerçant une pression suffisante,
on pourra souvent prévenir la rupture. Velpeau dit qu'en
agissant ainsi, on manque le but, parce que les efforts
s'exercent avec plus de facilité en avant qu'en arrière.
Nous croyons cependant qu'on peut les diriger d'une
façon convenable, quand on agit avec réflexion.

Pendant qu'une main soutient le périnée, il est bon
que l'autre modère le dégagement, en appuyant sur la
tête pour la retenir quand elle reçoit une impression trop
forte qui l'expulserait brusquement.

Si la femme est sur le côté, M. Stoltz conseille de soutenir le périnée avec la main dans le sens de la longueur,
le carpe appuyant sur la commissure postérieure. Il faut
toutefois favoriser le mouvement qui porte l'occiput en
avant.

Je ne parlerai pas d'un procédé employé par Ménard
et d'autres accoucheurs pour éviter la rupture du périnée. Il consiste à repousser le coccyx en arrière ou à
placer les doigts entre la tête et le périnée quand celle-ci
arrive à la vulve.

On a aussi employé le levier de Roohysen qui se glisse
derrière la tête et doit protéger le périnée de dedans en
dehors. Ce moyen n'est plus mis en usage.

Enfin M. Mattei a beaucoup insisté sur un procédé
qu'il appelle flexion et extension artificielles. N'ayant

jamais employé ou vu employer ce procédé, nous ne pouvons pas l'apprécier. L'auteur lui trouve les plus grands avantages, et il rendrait les déchirures extrêmement rares.

# TRAITEMENT.

---

Une déchirure de la vulve ou du périnée s'est produite, l'accoucheur n'a pas pu l'éviter. Quelle doit être la conduite à tenir pour en obtenir la guérison le plus sûrement et le plus promptement possible ?

Comme nous pouvons être en présence des cas les plus variés, d'une simple excoriation ou d'une rupture complète, on comprend que les moyens d'action seront très-différents, et répondront chacun à une indication qu'il est ordinairement facile de préciser. Mais dans cette question du traitement, nous allons rencontrer les opinions les plus opposées, soutenues par les hommes les plus autorisés. Nous essayerons de les comparer, de faire ressortir ce que chacune présente d'avantages, mais aussi d'inconvénients. Malheureusement, un tel plan, pour être rempli entièrement, nous entraînerait beaucoup trop loin. Aussi, tout en tâchant de ne rien omettre d'essentiel, nous devrons avancer rapidement.

Parmi les moyens de traitement, les uns sont applicables dès le moment qui suit l'accouchement, les autres ne sont employés qu'au bout de quelque temps. Il en est qui suffisent pour les cas légers, tandis que les cas graves en exigent de plus compliqués.

Nous allons passer successivement en revue les différents cas, avec le traitement le mieux approprié.

Le rôle du médecin est bien simple dans les cas d'éraillures légères de la muqueuse ; il faut seulement surveiller la cicatrisation, qui se fait ordinairement seule. Velpeau, dans son traité d'accouchements, dit que « les déchirures de la fourchette, ne s'étendant qu'à trois ou quatre lignes sur le périnée, sont de trop peu d'importance pour exiger des soins particuliers. » Il faudra, plus encore qu'à l'ordinaire, conseiller une grande propreté, si l'on ne veut pas voir ces petites plaies devenir le point de départ d'une inflammation légère ou même de lymphangite. Des lavages plusieurs fois par jour avec de l'eau tiède ou émolliente, sont ordinairement suffisants ; cependant on se trouve bien d'employer le vin aromatique ou l'alcool camphré, lorsqu'au bout de quelques jours la cicatrisation n'est pas complète.

J'ai souvent vu ces éraillures présenter dans les premiers jours une couleur grisâtre, un aspect blafard et comme pseudo-membraneux qui disparaît seul, mais dont il faut cependant être prévenu, pour ne pas croire à une complication grave, ni instituer un traitement énergique, pour le moins inutile.

La cicatrisation se fait ordinairement en trois ou quatre jours ; cependant on remarque assez souvent, après un temps plus long, que la plaie n'est pas encore recouverte de muqueuse. Elle devient extrêmement douloureuse, spontanément ou au moindre contact, et cet état persiste jusqu'à ce que, par une ou deux cautérisations au nitrate d'argent, on en ait amené la guérison complète.

Après leur cicatrisation, les éraillures ne laissent aucune trace.

A un degré un peu plus grave de la lésion, quand la muqueuse est décollée dans une étendue variable, elle forme un lambeau. S'il n'est pas trop considérable, s'il a conservé une épaisseur suffisante, on pourra en espérer la réunion.

Mais il arrive des cas où le lambeau est mince ou trop étendu ; il a une teinte violacée ; alors on est presque certain qu'il sera mortifié malgré les soins les plus attentifs. Au bout de trois à quatre jours, une petite escharre se détachera, et on verra à sa place des bourgeons charnus tendant à la guérison.

On n'a pas, dans ces déchirures légères, à s'occuper de l'hémorrhagie, qui n'est, le plus souvent, qu'un petit suintement de sang s'arrêtant seul. S'il persiste, le froid permettra facilement d'y mettre fin.

Si la muqueuse de l'urèthre est déchirée, la rétention d'urine peut s'ensuivre. Il faudra alors sonder la malade, après avoir constaté la distension de la vessie. Le cathétérisme à découvert sera préférable ; je n'y reviendrai pas, ayant déjà insisté sur ce sujet. Ces déchirures guérissent seules.

Si la petite lèvre est fendue dans le sens de sa largeur, comme cela s'est vu, l'application d'une serre-fine empêchera la cicatrisation de se faire isolément dans chaque lambeau, et la lèvre de rester bifide, ce qui pourrait avoir lieu si on l'abandonnait à elle-même.

En résumé, pour les déchirures légères de la muqueuse, simples soins de propreté. Pour les déchirures à lambeau, application de serres-fines légères.

Nous voici arrivés aux déchirures du périnée, et là nous nous trouvons en présence des opinions les plus contradictoires.

Ainsi, tandis que des accoucheurs veulent laisser la nature faire tous les frais de la guérison, d'autres pensent qu'il faut agir sur la déchirure, soit immédiatement après l'accident, soit au bout de quelques jours, soit lorsque l'état puerpéral est passé, après un ou deux mois et même plus.

Je vais passer en revue ces divers modes de traitement, et, m'appuyant sur des faits nombreux, je m'étendrai sur celui qui me paraît préférable, l'emploi des serres-fines.

Et d'abord, doit-on laisser à la nature seule le soin de réparer les déchirures du périnée?

Avant de répondre à cette question, rappelons ce que devient une déchirure abandonnée à elle-même. Quand les premiers jours sont passés, quand le gonflement inflammatoire, inséparable de tout traumatisme, a disparu, les muscles du périnée, la rétractilité de la peau et des tissus tendent à écarter les lèvres de la plaie. Ce écartement ne peut être nié; il est trop apparent et trop facile à constater. C'est précisément lui qui vient plus tard compliquer les opérations que l'on est obligé de pratiquer. C'est donc, on le reconnaît sans peine, une condition peu favorable pour la réunion spontanée. Il se passe là quelque chose d'analogue à ce qui a lieu pour le bec-de-lièvre.

Puis, comment guérira une plaie quelquefois étendue et profonde, qui sera constamment souillée par les lochies, les urines? Le contact incessant de liquides irritants et parfois putrides ne mettra-t-il pas la plaie dans de mauvaises conditions? Ce qui est nuisible pour toute sorte de plaie sera-t-il inoffensif lorsqu'il s'agira du périnée?

L'irrégularité de la plaie est aussi une condition fâcheuse pour la réunion spontanée. Enfin, s'il existe des veines variqueuses, et par conséquent altérées dans leur structure, indurées, ne pourra-t-on pas craindre qu'elles ne deviennent la porte d'entrée d'une complication redoutable, l'infection purulente?

Pour diminuer un peu ces inconvénients, et pour lutter contre l'agitation et les mouvements involontaires des malades, les auteurs qui veulent laisser la réunion se faire seule conseillent une précaution essentielle : c'est d'empêcher tout mouvement entre les surfaces saignantes rapprochées, et pour cela ils attachent ensemble, avec une serviette, les cuisses de leur malade, et la forcent à rester ainsi couchée, soit sur le dos, soit sur le côté. On a préconisé aussi de placer les femmes dans le décubitus latéral, sans même prendre le soin d'attacher les cuisses. Mais, de l'avis d'accoucheurs très-versés dans la pratique, ce précepte a de grands inconvénients. En effet, ce rapprochement continuel des cuisses empêche d'abord les lochies de s'écouler facilement au dehors, considération qui a bien son importance, et qui pourrait à elle seule faire hésiter dans le choix de cette méthode. En restant un temps plus ou moins long dans le vagin, les liquides pourront s'altérer, et s'ils viennent à se frayer un passage, ils baigneront les surfaces de la plaie.

Un autre inconvénient est la gêne qu'il y a pour les femmes récemment accouchées à rester ainsi, les jambes appliquées l'une contre l'autre. Comment pourront être employés les soins de propreté, si utiles dans ces cas? Aussi l'érythème, des excoriations seront bien fréquemment la suite nécessaire, inévitable, de ce contact irritant.

Il arrive souvent, même lorsque les lochies s'écoulent facilement, qu'elles prennent une odeur fétide; et, dans ces cas, on se trouve très-bien d'injections d'eau-de-vie camphrée ou d'eau phéniquée, pratiquées avec soin dans les culs-de-sac du vagin. Comment faire cette petite opération si les cuisses sont rapprochées? Il n'y a qu'un moyen, c'est de les écarter; mais alors on détruira la réunion, encore peu solide, et tout sera à recommencer

On a aussi conseillé des bandelettes adhésives, ou une compression légère au moyen d'un bandage et de compresses graduées, qui ne remplissent que bien incomplétement le but que l'on se propose.

Cette pratique d'abandonner les déchirures à elles-mêmes a eu des défenseurs parmi les auteurs les plus autorisés. Ainsi Velpeau dit, dans son traité d'accouchements : «Quand la déchirure est incomplète, la guérison spontanée est constante, surtout si, comme le conseille Sédillot, on fait coucher la malade sur le côté, et si on rapproche les cuisses par un lien, en joignant à cela des soins de propreté. » Plus loin il ajoute : « Quand la déchirure est complète, la guéris.in spontanée est possible. Sédillot est du même avis. »

Malgré les inconvénients que paraît présenter cette méthode, il y a des cas authentiques de guérison spontanée des déchirures même complètes, et certains auteurs disent qu'elle est constante, pourvu que le sphincter soit intact.

Dans une discussion qui eut lieu en 1849 à la Société de chirurgie, M. Huguier, après avoir dit qu'il avait fait une fois la suture du périnée, et que la malade était morte de résorption purulente, ajouta que depuis ce temps il se bornait à rapprocher les cuisses avec un bandage. Il avait employé ce moyen dans quinze ou vingt cas, toujours avec succès. M. Marjolin regarde la guérison spontanée comme une heureuse exception.

M. Guyon a fait dans son service, en 1865, des recherches relatives à la guérison spontanée. Voici ses résultats :

Sur quarante-neuf cas de déchirures non traitées, il a vu trois fois la réunion complète ; seize fois la déchirure fut incomplétement réunie, et trente fois il n'y eut aucune trace de guérison. Assurément ce résultat est bien peu favorable à la méthode de la guérison spontanée, surtout si on le compare aux résultats obtenus après l'emploi des serres-fines.

Cependant, il faut le reconnaître, des accoucheurs faisant autorité dans la pratique et dans la science, ont obtenu les plus beaux résultats de guérison spontanée.

Mais si par ce moyen on obtient la réunion par première intention, on ne peut pas l'assurer.

Quand la réunion par ce procédé a manqué, ou quand on n'a fait aucune tentative, comme c'est la pratique la plus habituelle, il se produit des phénomènes de réparation que nous avons souvent eu l'occasion de constater. Les résultats n'en sont pas absolument mauvais; la cicatrice de la peau, en se rétractant, rétrécira la vulve; au-dessus d'elle, la cicatrice de la muqueuse, moins rétractile, se fera en laissant une sorte de cul-de-sac. Si l'on vient à examiner les femmes longtemps après l'accouchement, la vulve s'est en partie réparée. La cicatrice de la peau, au niveau de la commissure postérieure, s'avance au-dessous du cul-de-sac laissé par la déchirure de la muqueuse. Cette disposition tient sans doute à ce que la rétractilité des deux cicatrices est différente, bien qu'elles soient intimement unies. Ce fait est facile à constater sur une femme morte, et notre excellent ami, M. Lucas-Championnière, interne des hôpitaux, nous a dit l'avoir rencontré tout dernièrement dans une autopsie du service de M. Broca. En fendant le vagin en avant, il était facile de voir, à la partie postérieure, la cicatrice de la peau faire une saillie assez manifeste, tandis que la muqueuse présentait une petite cavité angulaire, à parois cicatricielles, remontant à deux ou trois centimètres au-dessus de la vulve. Ce résultat, le plus beau que l'on puisse espérer sans aucune intervention, souvent beaucoup moins favorable, n'est acquis qu'au bout d'un temps considérable, après la suppuration de la plaie, qui peut présenter des accidents plus ou moins graves. Il y a loin de là aux résultats de la réunion par première intention, qui restitue aux parties presque leur forme première, et cela dans un temps très-court.

Il est un cas où tous les auteurs, ou à peu près, sont d'accord pour abandonner la déchirure à elle-même, c'est lorsqu'elle est centrale. La guérison s'obtient spontanément au bout de sept à huit semaines ; cependant elle manque quelquefois, et on a vu l'utérus faire saillie dans la plaie. Je ne ferai que rappeler l'observation de Dupuytren, et le cas si intéressant de M. Stoltz.

Nous croyons que dans les cas de déchirures centrales on pourrait assurer la réunion par l'application de serres-fines. Mais nous n'avons pas d'observations qui nous permettent de nous prononcer sur ce sujet,

Si l'on a reconnu la nécessité de l'intervention dans les déchirures du périnée, à quel moment faut-il agir, et quels moyens doit-on employer ?

On sait que ce fut A. Paré, au xvi° siècle, qui donna, le premier, le conseil de remédier à ces déchirures ; avant cette époque, elles étaient regardées comme incurables, et on ne leur opposait aucun traitement. A. Paré conseillait la suture pour réunir les lèvres de la plaie. Son élève Guillemeau la pratiqua le premier et enregistra le premier cas de succès. C'est donc la suture qui a été d'abord mise en usage, et pendant longtemps ce fut le seul mode de traitement. Mais à côté de la suture se trouvent d'autres moyens, l'application des serres-fines, la cautérisation.

La réunion des déchirures peut être faite immédiatement ou après un temps plus ou moins long ; de là des discussions nombreuses entre les auteurs. Des deux côtés il y a du bon, mais il y a peut-être aussi des exagérations.

Nous allons voir les arguments que mettent en avant ceux qui veulent attendre pour opérer que les lèvres de la plaie soient cicatrisées, et ceux qui veulent opérer de suite.

Roux et Velpeau sont d'avis *qu'il faut attendre* pour opérer que la malade soit complétement rétablie. Voici ce que dit Roux à ce sujet : « Les parties rompues ont subi la plus grande violence; elles ont été soumises à une distension extraordinaire; bientôt un gonflement considérable va s'en emparer; il faudrait peu de chose pour qu'elles éprouvassent une inflammation des plus vives, et pour que cette inflammation prît un fâcheux caractère. Bientôt aussi elles seront inondées par l'écoulement des lochies, et l'on aurait sans doute beaucoup de peine à tenir les bords de la plaie dans une exacte coaptation, et à faire qu'ils ne fussent pas humectés par les fluides qui doivent couler si abondamment du vagin. Certes, toutes ces circonstances ne sont pas favorables pour le succès de la suture du périnée; et puis les soins qui devront suivre l'opération sont-ils bien compatibles avec ceux que réclame l'espèce de maladie qui succède à l'accouchement? Serait-il prudent, d'ailleurs, de soumettre à une opération longue, douloureuse, une femme nouvellement accouchée, un être devenu momentanément si nerveux, si impressionnable, chez qui les moindres émotions morales peuvent avoir de si fâcheuses conséquences, et à qui il faudrait faire connaître un malheur qu'elle ignore, sans pouvoir même garantir l'efficacité des moyens qu'on emploie pour y remédier? Non assurément; mieux vaut temporiser et remettre les tentatives de guérison à l'époque où la santé de la femme est rétablie, où les bords de la solution de continuité sont revêtus d'une cicatrice, où toutes les parties circonvoisines sont rentrées dans leur état naturel. »

A côté de cette opinion, nous trouvons celle de Dieffenbach, qui veut *qu'on opère de suite*. Voici ce qu'il dit : Faut-il, dans tous les cas, et quelle que soit l'étendue de la déchirure, opérer immédiatement le rapprochement des parties par la suture? On ne peut hésiter à se prononcer pour l'affirmative. Personne ne mettra en question la nécessité de coudre au plus tôt les grandes déchirures. Ce point ne peut être contesté. Et quant aux déchirures incomplètes, il ne peut y avoir de doutes pour nous. Immédiatement après l'accident, les parties largement déchirées offrent une plus grande surface de cicatrisation; jamais dans le premier moment, il n'est besoin de faire les incisions latérales pour isoler les sutures, tandis qu'elles deviennent indispensables quand il y a des cicatrices peu mobiles, et se prêtant difficilement à un déplacement quelque petit qu'il soit. » (Dieffenbach, *la Chirurgie*, traduite par Philips.)

Dieffenbach veut opérer de suite, même quand les déchirures sont peu profondes, pour éviter la rétraction causée par le tissu inodulaire, qui attire en arrière les parties molles, et devient ainsi une complication qu'on peut éviter.

Bérard, dans un article très-complet, publié dans le

dictionnaire en trente volumes, se range à l'opinion de Dieffenbach, et réfute les principaux arguments de ceux qui conseillent l'opération tardive. Après avoir analysé plusieurs observations de Dieffenbach suivies de succès, il ajoute : « Ces faits ont une grande valeur, et semblent prouver plus que l'innocuité de l'opération immédiate. Le raisonnement ne leur est peut-être pas aussi hostile au fond que cela semble d'abord. En effet, elle peut être considérablement simplifiée si on pratique la suture enchevillée. Trois ligatures suffisent ordinairement. Elle doit être fort peu douloureuse, car on opère au milieu de tissus qui ne sont pas encore enflammés, et il n'y a point d'avivement à faire. De simples piqûres ne sont point capables d'ébranler dangereusement un organisme même affaibli. La nature de l'opération ne peut pas augmenter beaucoup l'inflammation qui doit survenir ; elle s'opposerait même à son développement, si la réunion était immédiate. Les fils peuvent ne pas figurer comme corps étrangers au milieu de la plaie. Il sera toujours facile de bien disposer le moral de la malade, et on lui aura évité pendant un temps plus ou moins long les désagréments de l'infirmité la plus dégoûtante, l'attente et les douleurs d'une opération devenue fort compliquée. Enfin l'on n'aura probablement couru que le risque d'un insuccès, qui ne compromet en aucune façon les opérations ultérieures. »

M. Danyau, M. Demarquay adoptent cette opinion ; ils pensent en outre que l'opération pratiquée immédiatement peut dispenser des grandes incisions latérales que Dieffenbach emploie après la suture.

Voici ce que dit M. Danyau : « Si l'on agit immédia-tement après l'accouchement, ce n'est plus une opération sanglante que l'on fait, c'est un pansement; les parties, naturellement un peu tuméfiées, sont dans les meilleures conditions pour une juxtaposition exacte; les lochies couleront, il est vrai, mais elles ne toucheront pas la surface traumatique, si la suture a été bien exécutée. D'ailleurs, ne voit-on pas, dans les plaies du vagin et dans les déchirures incomplètes, la cicatrisation se faire malgré l'écoulement lochial; et puis, la femme utilise, dans un double but, l'immobilité à laquelle l'accouchement à lui seul l'assujettissait nécessaire-ment. »

Entre ces deux méthodes, opération immédiate, ou opération longtemps après l'accouchement, M. le profes-seur Nélaton emploie un moyen terme. Il conseille d'at-tendre sept jours avant de faire la suture. A ce moment il existe encore des bourgeons charnus qui dispensent de l'avivement, et la femme est déjà à une période où l'on a moins à redouter les complications des suites de couches. De plus, elle est remise des fatigues de l'accouchement. Les incisions latérales ne sont pas utiles, et les petites escharres superficielles, s'il y en a eu, sont tombées. On n'opère, bien entendu, que si aucune contre-indication ne surgit pendant ces quelques jours.

Cette opération, pratiquée cinq à sept jours après l'ac-couchement, est aussi préconisée par MM. Verneuil, Mai-sonneuve. Mais le plus souvent, on est appelé pour agir sur des cas anciens, l'accoucheur qui comptait sur la guérison spontanée ayant attendu longtemps avant de prévenir sa malade de peur de l'effrayer, ou pour tout autre motif.

En résumé, pour obtenir la réunion des déchirures du périnée, nous pouvons intervenir de trois façons différentes :

1° Agir immédiatement ;

2° Agir cinq à huit jours après l'accouchement ;

3° Agir longtemps après l'accident.

Pour cela, il existe différentes méthodes opératoires que nous devrions maintenant passer en revue. Ce sont : l'emploi des serres-fines, la suture et la cautérisation. Mais, disons-le de suite, nous ne comptons pas décrire complétement chacune de ces méthodes, et les modifications nombreuses qu'on y a successivement apportées. Nous voulons insister principalement sur le traitement par les serres-fines que nous avons vues employées journellement à la maternité de l'hôpital Cochin, par M. Guyon, puis par M. de Saint-Germain. Nous essayerons toutefois de préciser dans quels cas l'une ou l'autre de ces méthodes doit être préférée.

## MÉTHODE PAR LES SERRES-FINES.

C'est M. Danyau qui, le premier, proposa et employa les serres-fines de Vidal (de Cassis) pour le traitement des déchirures du périnée. Il a obtenu de nombreux succès, ainsi que beaucoup de médecins, et malgré cela l'emploi des serres-fines est loin d'être généralisé.

Je donne plus loin des résultats qui me paraissent tout à fait propres à faire adopter cette méthode. Elle ne peut s'appliquer aux déchirures datant de longtemps; les serres-fines seraient impuissantes à maintenir la réunion des deux bords de la plaie, que la rétraction des tissus tend à éloigner l'un de l'autre. Mais lorsque la déchirure vient d'avoir lieu, elles suffisent dans presque tous les cas pour amener la guérison, ainsi que nous espérons le montrer.

M. Tarnier (*Cazeaux,* 7ᵉ édit.) ne se montre point partisan de l'emploi des serres-fines. Il dit qu'il y a renoncé depuis longtemps, parce que leur emploi est douloureux, et souvent compliqué de l'apparition de quelques petits points gangréneux. Il s'abstient de toute opération et se borne à maintenir les membres inférieurs rapprochés par une serviette.

J'ai dit plus haut quels inconvénients cette méthode paraît présenter.

Le choix des serres-fines n'est pas indifférent. Il faudra en avoir de force variée. Celles qu'on mettra sur la peau du périnée devront être fortes ; celles au contraire qui sont destinées à la muqueuse seront légères. Il y a un inconvénient sérieux à ne pas bien les choisir ; car, trop fortes, elles détermineraient par pression de petites escharres superficielles, et quelquefois la section complète des tissus ; trop faibles, elles glissent et, la réunion est manquée.

Il est peu important qu'elles soient droites ou courbes ; cependant ces dernières, en s'imbriquant, peuvent donner plus de solidité à la suture, et sont moins exposées à être tiraillées et accrochées. Elles devront donc être préférées.

J'ai pensé qu'il pourrait être utile et intéressant de donner ici les dimensions des serres-fines que j'ai vu employer. Les plus fortes, celles qui sont destinées à la peau du périnée, mais qui doivent en même temps réunir les parties profondes, correspondent au n° 6 de la maison Charrière. Elles ont environ 3 centimètres de long ; le plus grand écartement de leurs branches est d'environ 15 millimètres. Les petites, que l'on place sur la muqueuse vaginale ou sur la fourchette lorsqu'elle est seule rompue, sont ordinairement du n° 2.

Dans l'application des serres-fines il faut suivre certaines règles, qui paraissent minutieuses au premier abord, mais dont on reconnaît bien vite l'utilité dans la pratique.

D'abord, il faut avoir soin de bien laver la plaie, de la débarrasser des caillots sanguins parfois très-adhérents qui la recouvrent. Du reste, ce précepte n'est pas mauvais ; il est essentiel pour tous les cas dans lesquels on veut obtenir la réunion immédiate.

Les serres-fines sont ordinairement appliquées une heure ou deux après l'accouchement. A ce moment l'écoulement du sang est arrêté ; la plaie est dans de bonnes conditions pour la réunion immédiate, car la sécrétion de lymphe plastique a commencé. Toutefois cette règle n'a rien d'absolu. Dans un cas, M. Guyon fit mettre les serres-fines huit heures après l'accouchement, et la réunion se fit complétement. Une fois on attendit dix-sept heures, mais la réunion fut incomplète. Je me hâte d'ajouter qu'il se déclara une métro-péritonite qui n'a peut-être pas été sans influence sur le résultat. Il me semble que lorsqu'on attend trop, la rétraction des tissus peut nuire au succès de l'opération. J'ai vu des serres-fines, placées vingt-quatre heures après, ne point amener la guérison.

*Le nombre des serres-fines* est variable, suivant l'étendue de la plaie. Ordinairement, on les place à un demi-centimètre environ l'une de l'autre. Il serait inutile de les rapprocher davantage ; en les espaçant plus, on courrait risque de laisser des points non réunis. Nous avons toujours vu cinq serres-fines suffire dans les déchirures incomplètes, même les plus étendues.

Le *manuel opératoire* est bien simple, mais demande un peu d'habitude et une certaine dextérité, surtout si la femme se livre à des mouvements, comme cela a lieu souvent. On saisit avec une main les deux bords de la plaie, et on les met en contact ; puis on place les dents de la serre-fine à quelque distance du bord, à 1 1[2 centimètre environ pour la réunion de la peau. On peut ainsi réunir les parties profondes, et c'est pour cela qu'une grosse serre-fine est utile. Cette réunion des parties profondes, au moyen d'une serre-fine placée loin de la plaie, est maintenant un fait bien reconnu. On s'explique dès lors comment beaucoup de médecins ont renoncé aux serres-fines, à cause des insuccès nombreux qu'ils avaient éprouvés ; c'est que, les plaçant trop près des bords, et les employant trop petites, ils réunissaient seulement la peau, trop heureux encore quand elles ne glissaient pas complétement.

Mais il ne suffit pas toujours de réunir la peau. Lorsque la plaie de la muqueuse vaginale remonte un peu haut, il sera bon de placer une ou deux petites serres-fines à l'entrée du vagin pour réunir la déchirure. De la sorte, les deux surfaces de la plaie sont bien mises en contact. Mais leur application est parfois difficile, lorsque les deux bords de la déchirure sont enroulés en dedans ; cependant, avec de la patience, on y parviendra toujours.

Les serres-fines que l'on place sur la muqueuse sont l'analogue des points de suture qu'on y fait dans la périnéorrhaphie. Elles ont l'avantage de réunir la plaie dans toute son étendue, et de ne pas laisser derrière la peau du périnée, seule réunie, une anfractuosité qui se remplit seulement à la longue de bourgeons charnus.

On ne doit pas hésiter à mettre une serre-fine jusqu'au commencement de la déchirure, à la fourchette. Il ne faut pas craindre une diminution de l'orifice vulvaire, qui n'est jamais un inconvénient sérieux. Bien souvent la fourchette est rétablie complétement.

S'il existe des lambeaux que l'on peut espérer voir reprendre, il faut les réunir par une ou deux serres-fines légères.

La *durée de l'application* varie. Ordinairement 24 ou 36 heures suffisent pour obtenir une réunion complète et durable. Si la déchirure est considérable, on fera bien cependant d'attendre 48 heures.

Comme limites extrêmes, nous trouvons qu'une fois les serres-fines furent laissées 74 heures ; les lochies étaient fétides, et la réunion fut incomplète. Après 58 heures dans un cas, après 66 heures dans un autre, on obtint une guérison complète. D'un autre côté, dans une circonstance où, par erreur, les serres-fines furent enlevées **13** heures après leur application, il n'y eut pas de réunion.

C'est pendant 30 à 40 heures que nous avons vu le plus souvent les serres-fines rester appliquées et avec succès.

Dans tous les cas, il faut recommander à la malade de ne pas trop remuer les premiers jours, pour ne pas détruire une cicatrice qui serait encore peu résistante.

Voici les résultats que M. Guyon a obtenus dans les 87 cas de déchirures qu'il a traitées par les serres-fines :

Réunion complète : 52 fois ;

Réunion incomplète : **23** ;

Réunion nulle : **12.**

Les 70 cas traités aussi par les serres-fines, et que j'ai observés, ont donné les résultats suivants :

Réunion complète : 57 fois ;

Réunion incomplète : **3** ;

Réunion nulle : 10.

Je ferai remarquer de suite que beaucoup de cas de réunion incomplète ou nulle se sont accompagnés de suites de couches compliquées, ce qui est toujours une mauvaise condition pour la réunion, ainsi que nous le dirons plus loin.

Le traitement des déchirures du périnée par les serres-fines présente de nombreux *avantages* qu'il est utile de faire ressortir. D'abord leur application est à peine douloureuse, et cela a bien son importance, si l'on réfléchit aux douleurs que détermine toujours le passage des fils d'une suture, et à la tension causée par la présence dans les tissus, de ces corps étrangers.

7

Elles sont ordinairement très-bien supportées par les malades. Il est vrai qu'au moment de l'application elles se plaignent d'une cuisson vive due à la plaie, et d'un sentiment de piqûre aux points où se fixent les serres-fines. Au bout de une à deux heures cette douleur disparaît entièrement, et ce n'est que dans des cas bien rares qu'elle persiste jusqu'au lendemain. Je ferai remarquer, en passant, que cette douleur continue même plus longtemps lorsque la plaie a été abandonnée à elle-même, lorsqu'il n'a pas été fait de réunion. Les serres-fines n'empêchent pas les lavages et même les injections intra-vaginales qui peuvent devenir nécessaires. Elles ne condamnent pas les femmes à une immobilité complète.

Quand elles sont appliquées avec soin, et qu'elles sont assez fortes, on n'est pas exposé à les voir tomber prématurément.

Elles mettent la plaie à l'abri du contact irritant des lochies et de l'urine, si l'on a soin de réunir la muqueuse vaginale en même temps que la peau.

Dans les cas où l'on n'obtient pas la réunion immédiate, la plaie n'est pas dans de plus mauvaises conditions pour plus tard, lorsqu'on sera obligé de pratiquer la périnéorrhaphie. Et même, lorsque la réunion n'est pas complète, il peut y avoir un point réuni qui favorise le reste de la cicatrisation, ainsi que nous l'avons vu dans un cas.

L'application des serres-fines n'approche pas, comme gravité, de la périnéorrhaphie faite même dans les meilleures conditions. Ce n'est pas une opération, c'est

un pansement. Aussi ne causent-elles jamais de fièvre
n'amènent-elles jamais d'insomnie. ·

Les serres-fines ne laissent pas de traces après elles.
Tout au plus persiste-t-il quelquefois de tout petits points
cicatriciels dus à la pression exagérée des branches. Le
raphé même se reproduit ainsi que la commissure, et la
femme n'est point condamnée à porter toujours les marques plus ou moins profondes des points de suture ou des
incisions latérales de Dieffenbach.

Jamais les serres-fines n'amènent l'inflammation des
parties voisines, elles l'empêchent plutôt. Tout au plus
voit-on quelquefois une angioleucite sans gravité.

La réunion est immédiate et rapide.

Enfin l'œdème de la vulve, qui est généralement re-
gardé comme une condition fâcheuse pour la réunion,
n'est point une contre-indication pour l'emploi des serres-fines, et dans cinq cas d'œdème de la vulve, où nous
avons vu appliquer les serres-fines, la réunion a été
complète.

A côté de tous ces avantages, les serres-fines présentent quelques *inconvénients* relativement bien légers.

Ainsi on leur a reproché de ne pas faire une cicatrice
solide. Cela est peut-être vrai, s'il n'y a que la peau de
réunie, et nous avons dit comment on pouvait obtenir la
réunion dans toute l'étendue de la plaie. Il est évident
que, par prudence, on évitera dans les premiers jours
toute distension ; mais n'en est-il pas de même après les
sutures ?

On dit que les serres-fines coupent quelquefois les
tissus, ce qui est rare, puisque nous ne l'avons observé que

deux fois sur soixante-dix cas. On remédie à ce petit
inconvénient en employant des serres-fines de force
convenable. On voit, mais rarement, de petits points
gangréneux causés par la pression des mors. Ils méritent
à peine d'être pris en considération, car ils guérisent
seuls, par élimination de la petite escharre.

Un autre inconvénient, qui tient à la réunion immédiate, qu'elle ait lieu par la suture ou par les serres-fines,
est la rétention, du moins partielle, des lochies. Dans le
cas où la femme serait menacée d'accidents sérieux, si
on voulait donner un écoulement aussi facile que possible aux lochies, il faudrait enlever les serres-fines,
ainsi que nous avons vu M. Guyon le faire une fois. On
doit d'autant moins hésiter, que la réunion est rare
quand les suites de couches sont compliquées. Cette
facilité de renoncer à la réunion dans le cas où on aurait
regret de l'avoir tentée est encore un avantage des serres-fines ; on pourrait hésiter avant d'enlever des points
de suture placés avec plus ou moins de difficulté.

Les serres-fines, avons-nous dit, réunissent bien souvent les déchirures ; il est cependant des conditions défa-
vorables qui sont du reste les mêmes que pour la suture,
et dans lesquelles la réunion ne se produit que difficilement, ou manque assez souvent. C'est lorsque la femme est
atteinte de fièvre puerpérale ou de toute autre affection
grave. Alors, qu'on laisse les serres-fines ou qu'on les
enlève, le résultat est le même, la réunion ne se fait pas.
Bien plus, si l'invasion de la maladie a lieu au moment
où la cicatrice était déjà formée, elle se détruit. Il se passe
la même chose que pour les plaies récemment réunies,

lorsqu'un érysipèle ou une infection purulente viennent à se déclarer. La vitalité des tissus semble gravement atteinte; ils n'ont aucune tendance à la réparation.

Dans le tableau suivant, nous avons réuni les 87 cas de déchirures que M. Guyon a traitées par les serres-fines, et les 70 que nous avons observés, et dans lesquels on a aussi employé les serres-fines. En regard du résultat obtenu, nous mettons les suites de couches, pour qu'on puisse se rendre compte de l'influence qu'elles ont sur la guérison des déchirures.

| SUITES | RÉUNION | | |
| de couches. | Complète. | Incomplète. | Nulle. |
|---|---|---|---|
| Normales. | 59 | 14 | 8 |
| Métrite légère. | 9 | 2 | » |
| Métrite grave. | 10 | 1 | 1 |
| Métro-péritonite. | 4 | 5 | 3 |
| Perimétrite. | 8 | » | 3 |
| Péritonite. | 3 | 1 | 1 |
| Lochies fétides. | 2 | » | 2 |
| OEdème des grandes lèvres. | 3 | » | » |
| Abcès et engorgement du sein. | 4 | 1 | » |
| Ovarite et congestion ovarienne. | 3 | » | » |
| Phelgmatia alba. | » | 1 | » |
| Syphilis. | » | » | 2 |
| Affections non puerpérales | 4 | 1 | 2 |
| | 109 | 26 | 22 |

En résumé, nous croyons les serres-fines très-utiles dans tous les cas récents, que la déchirure soit légère ou qu'elle intérese le périnée en totalité ou en grande partie. Il est bien probable aussi qu'elles donneraient de bons résultats dans les cas de déchirures centrales, mais nous n'avons pas d'observation qui le prouve. Seraient-elles suffisantes si le sphincter anal était complètement rompu? C'est une question à laquelle nous ne pouvons répondre, n'ayant pas observé de ces déchirures compliquées, traitées par les serres-fines.

Il arrive souvent que le médecin est consulté pour des cas anciens. Alors les serres-fines ne sont plus suffisantes, il faut avoir recours aux deux moyens dont il nous reste à parler, la cautérisation et la périnéorrhaphie.

## CAUTÉRISATION.

Ce mode de traitement a été préconisé par M. J. Cloquet, qui a publié sur ce sujet un article dans la *Gazette médicale* de 1855. Il consiste à cautériser avec le fer rouge l'angle de la déchirure, puis à attendre la chute de l'escharre et la cicatrisation pour pratiquer une nouvelle cautérisation. On recommence autant de fois que la profondeur de la plaie l'exige. L'auteur recommande de cautériser légèrement pour ne pas causer de perte de substance. Cette méthode est loin d'avoir la gravité de la périnéorrhaphie, et n'a jamais été suivie de mort. Mais la guérison s'obtient lentement, ce qui, dans certains cas, peut être un inconvénient. M. J. Cloquet fait remarquer que les premières cautérisations donnent un résultat bien sensible, mais qu'il devient d'autant plus faible et moins apparent qu'on approche davantage de la surface cutanée.

A l'appui de cette méthode, l'auteur cite cinq cas de guérison à la suite de cautérisations faites avec le cautère actuel, le nitrate acide de mercure, la pâte de Vienne.

On a reproché à ce procédé de donner des tissus indurés, et une cicatrice irrégulière. Néanmoins nous pensons qu'il serait avantageux dans les cas de déchirures peu profondes, datant de longtemps, et pour lesquels on jugerait inutile de faire une opération sanglante.

### PÉRINÉORRHAPHIE.

La périnéorrhaphie est le moyen le plus efficace à employer pour les déchirures étendues et remontant à quelque temps. Dans les cas récents, l'opération serait simplifiée, puisqu'il n'y aurait pas à faire d'avivement. Mais nous avons dit plus haut les raisons qui, dans ces circonstances, nous feraient préférer les serres-fines.

Nous n'entreprendrons point ici de décrire la périnéorrhaphie, avec ses différents procédés et les modifications nombreuses qu'on y a apportées depuis A. Paré. Cette étude, bien intéressante si elle était complète, nous entraînerait trop loin. D'un autre côté, nous avons pensé qu'un exposé trop court n'aurait aucun intérêt, dans un travail où nous avions l'intention de nous appuyer surtout sur nos observations.

PARIS. — IMP. DE VICTOR GOUPY, RUE GARANCIÈRE, 5.

www.ingramcontent.com/pod-product-compliance
Ingram Content Group UK Ltd.
Pitfield, Milton Keynes, MK11 3LW, UK
UKHW022318070726
13614UKWH00002B/816